Preparándome para mi visita al medico

Un libro sobre ir al médico para niños

Este libro pertenece a:

Escrito por Dr. Fei Zheng-Ward   Ilustrado por Moch. Fajar Shobaru

Traducido al español por Benjamin Sanabria Azurduy

Derechos de autor © 2025 Fei Zheng-Ward

Todos los derechos están reservados. Publicado por Fei Zheng-Ward, un sello de FZWbooks. Ninguna parte de este libro puede copiarse, reproducirse, grabarse, transmitirse o almacenarse por ningún medio o forma, electrónica o mecánica, sin obtener el permiso previo por escrito del propietario de los derechos de autor.

Identificadores: ISBN 979-8-89318-112-8 (libro electronico)
                  ISBN 979-8-89318-113-5 (libro de bolsillo)

Un médico está especialmente entrenado para ayudarte a sentirte mejor cuando estás enfermo y disfruta verte mantenerte sano y fuerte.

Puedes ver al médico incluso cuando te sientes bien.

Los adultos también van a sus médicos.

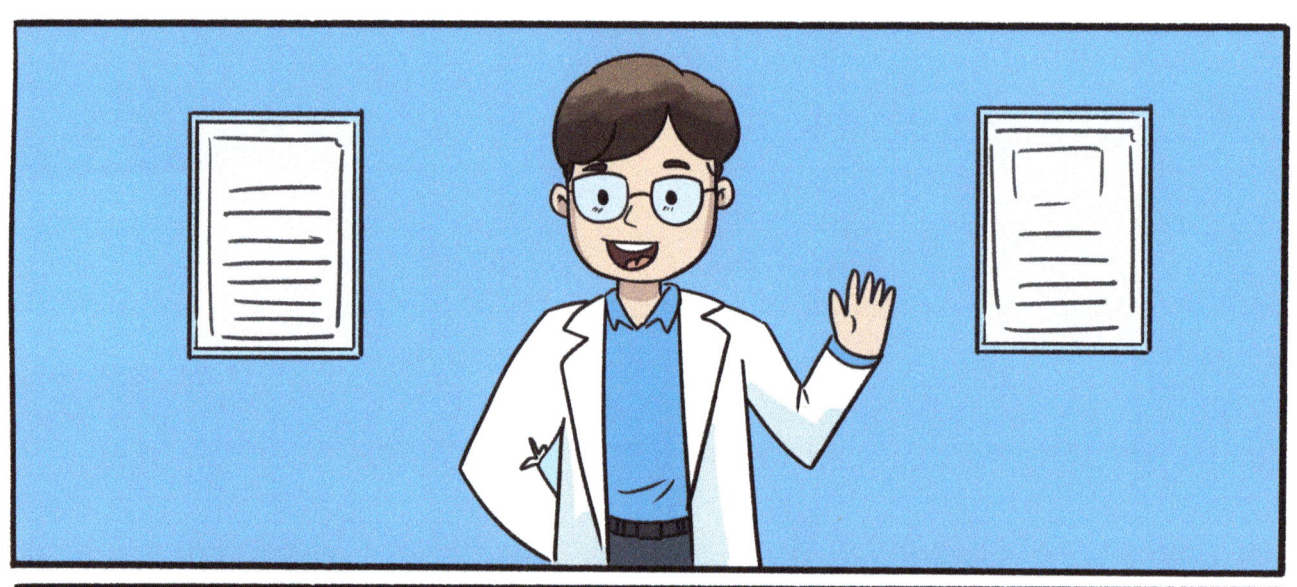

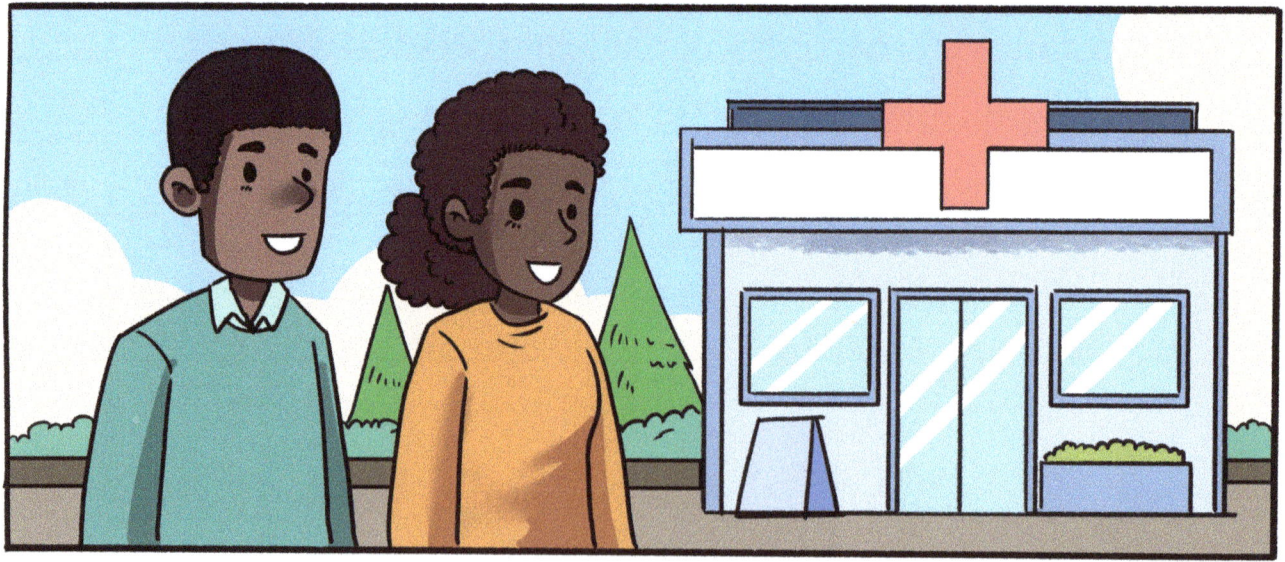

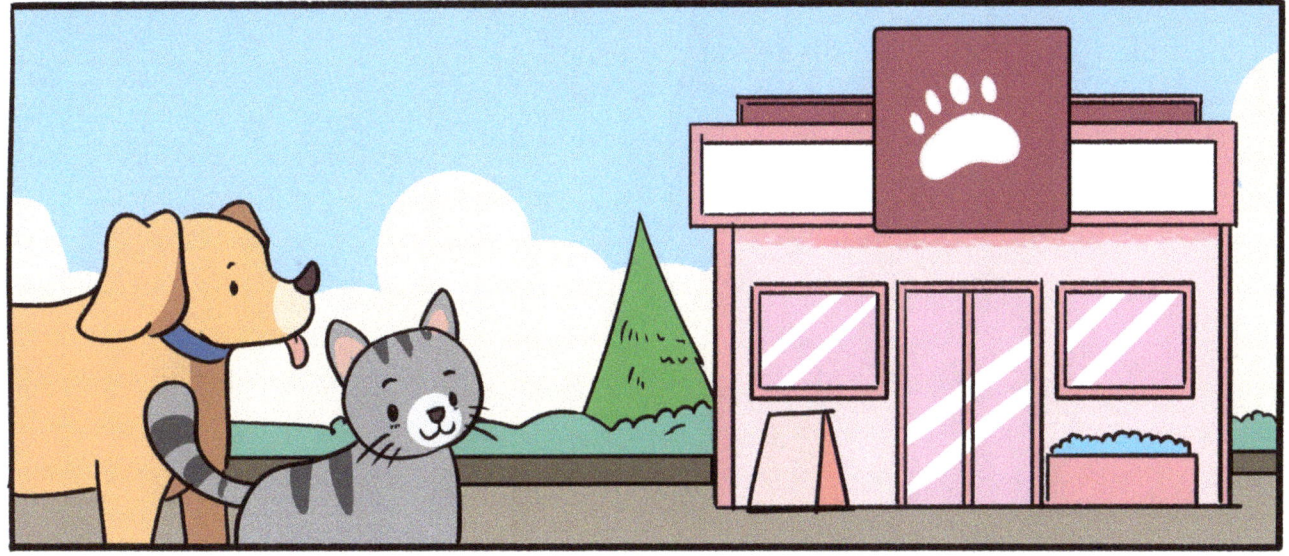

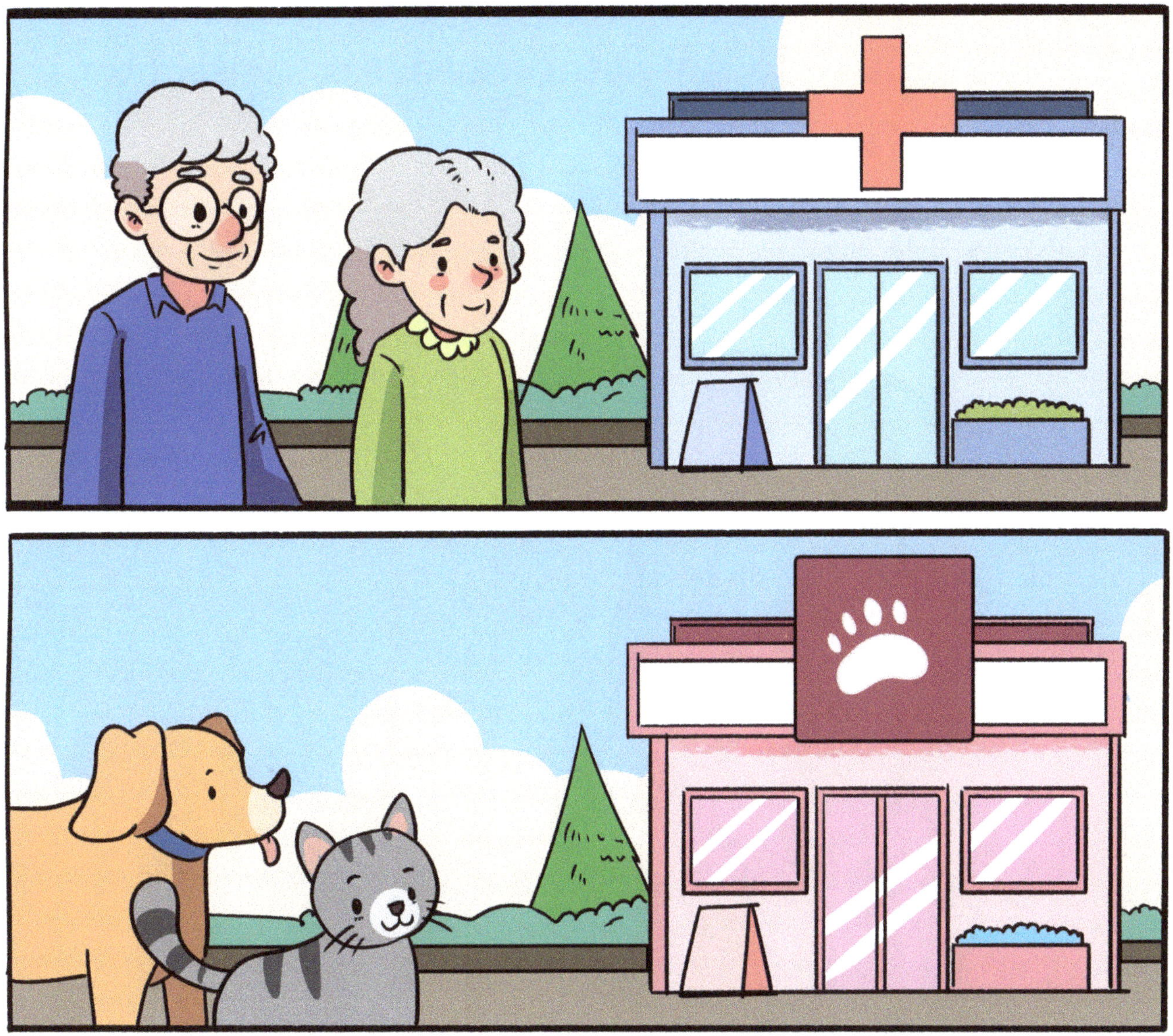

¿Sabías que los perros y los gatos también van a su médico, conocido como veterinario?

¿Has ido alguna vez al médico?

Encierra en un círculo tu respuesta: Sí   o   No

El día de tu visita al médico, llegarás a su consultorio.

Puedes traer tu juguete o manta favorita.

Es posible que te sientas un poco nervioso; está bien.

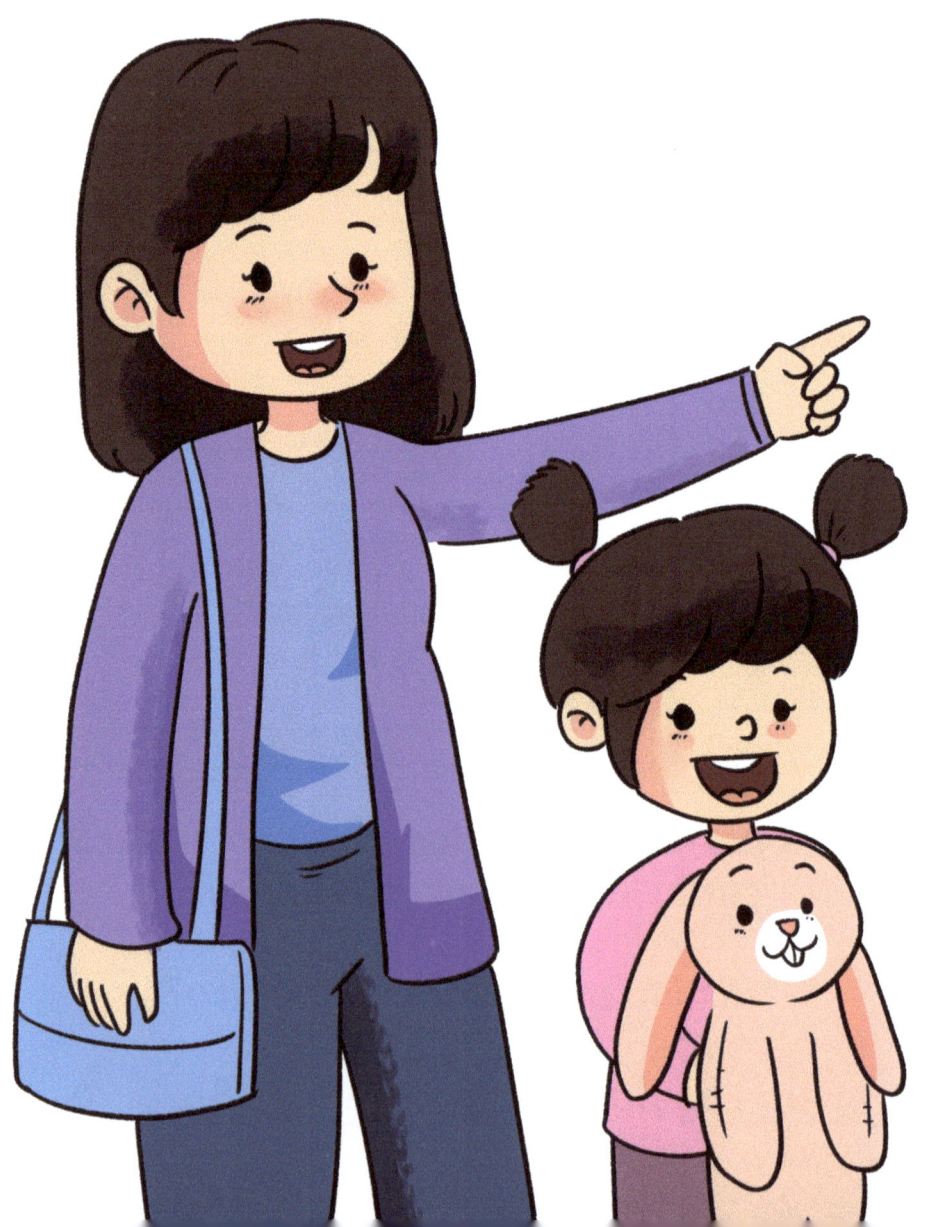

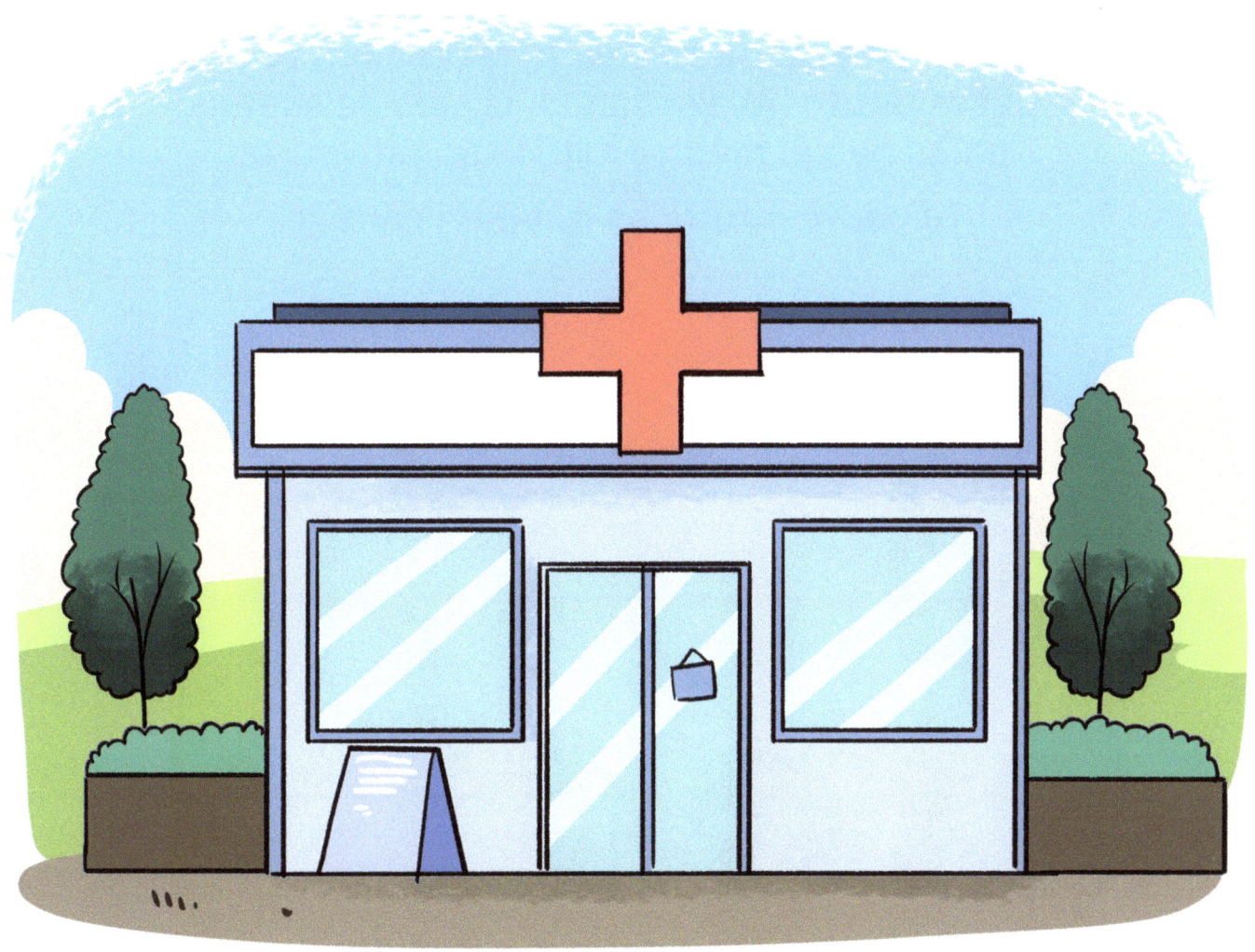

¿Qué planeas traer contigo?

Escribe tu respuesta aquí:

_____

Después de registrarte en la recepción, tú y tu padre o tutor esperarán en la sala de espera hasta que el médico esté listo para verte.

Tu padre o tutor se quedará contigo.

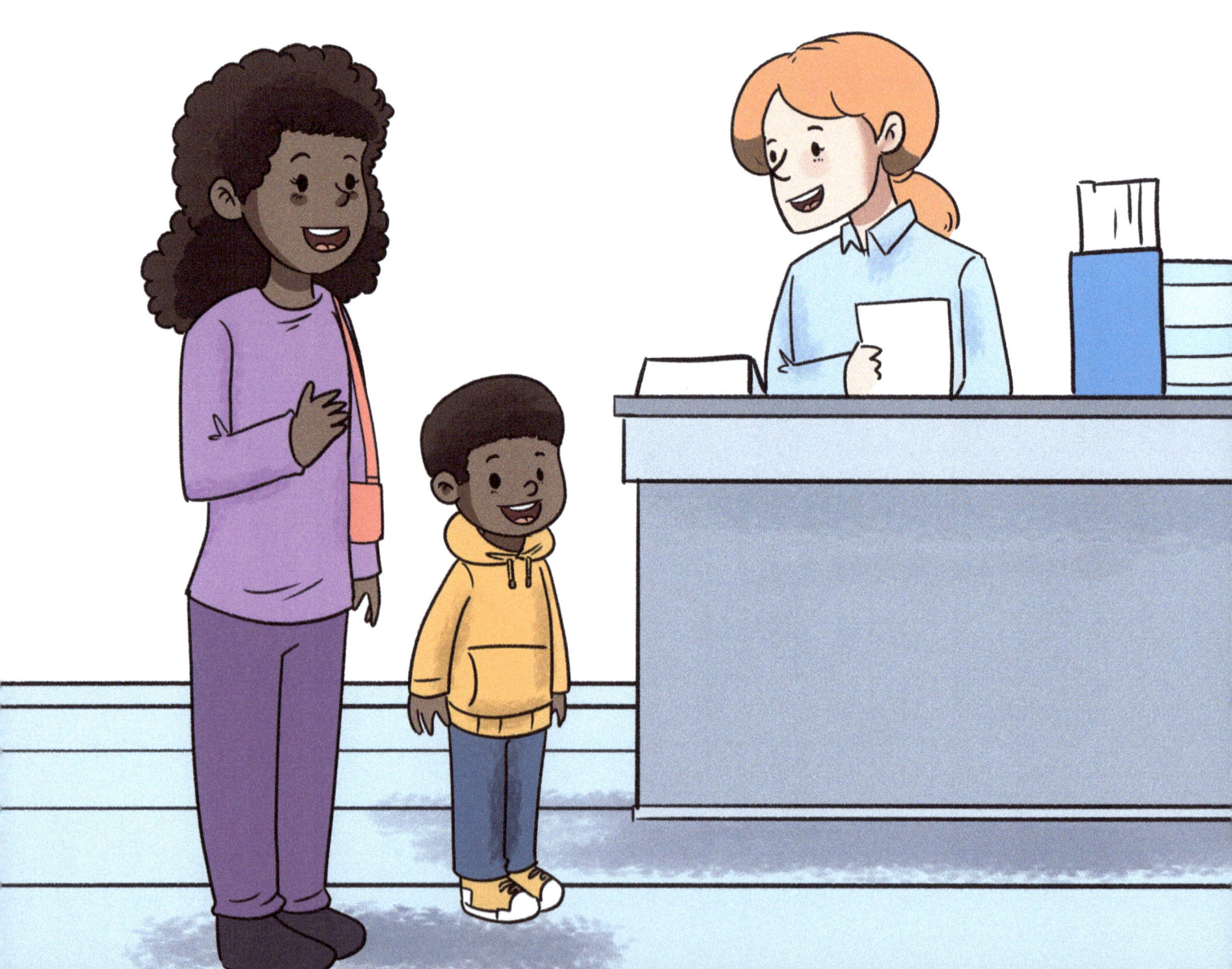

_____, ¡tú puedes!
(Escribe tu nombre aquí)

¡Todos están aquí para apoyarte!

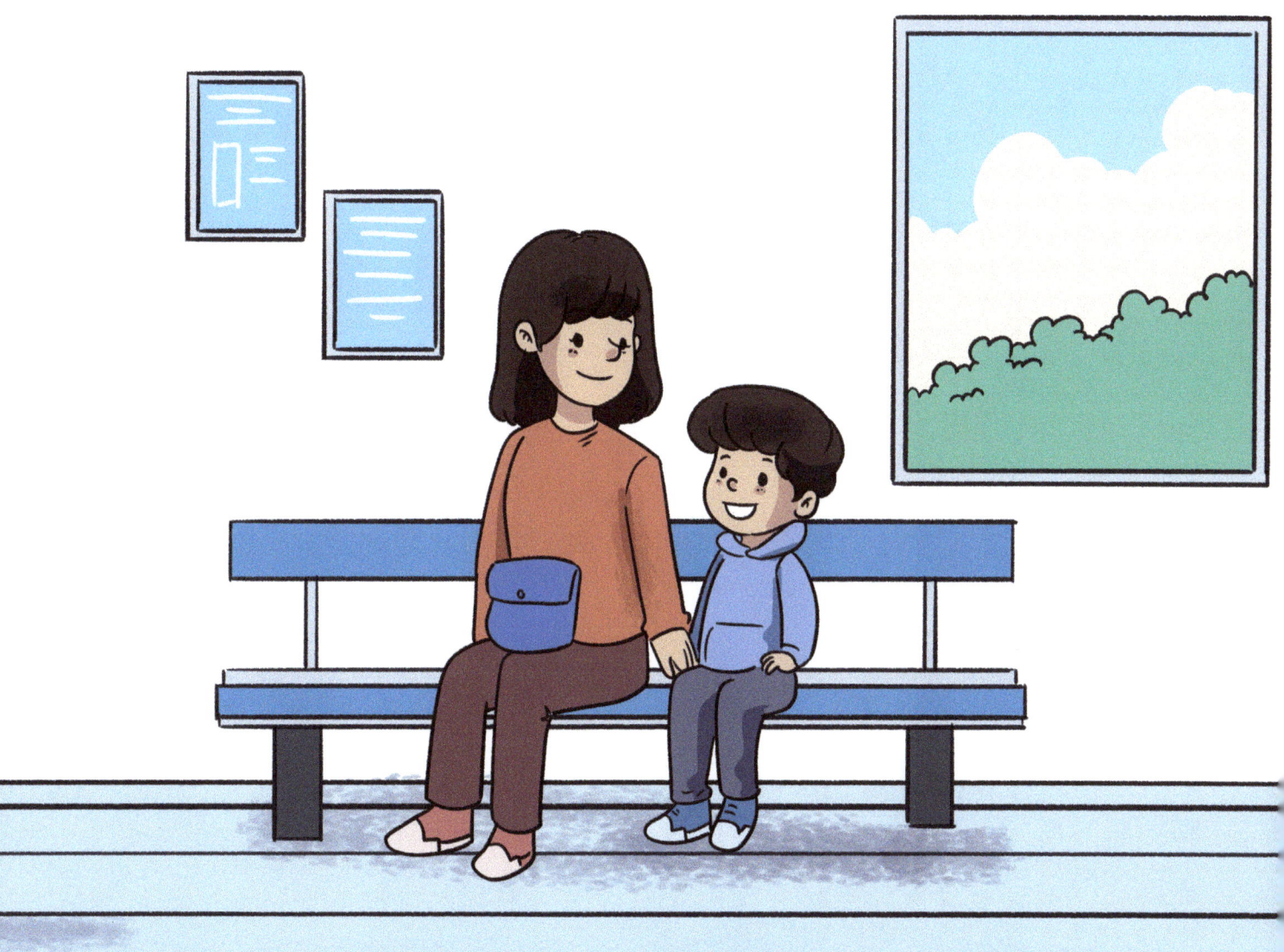

Tu enfermera, la ayudante del médico, medirá tu peso y altura antes de que veas a tu médico.
¿Sabes cuánto pesas?
¿Sabes qué tan alto eres?

Mi peso es: Mi altura es:

_____ _____

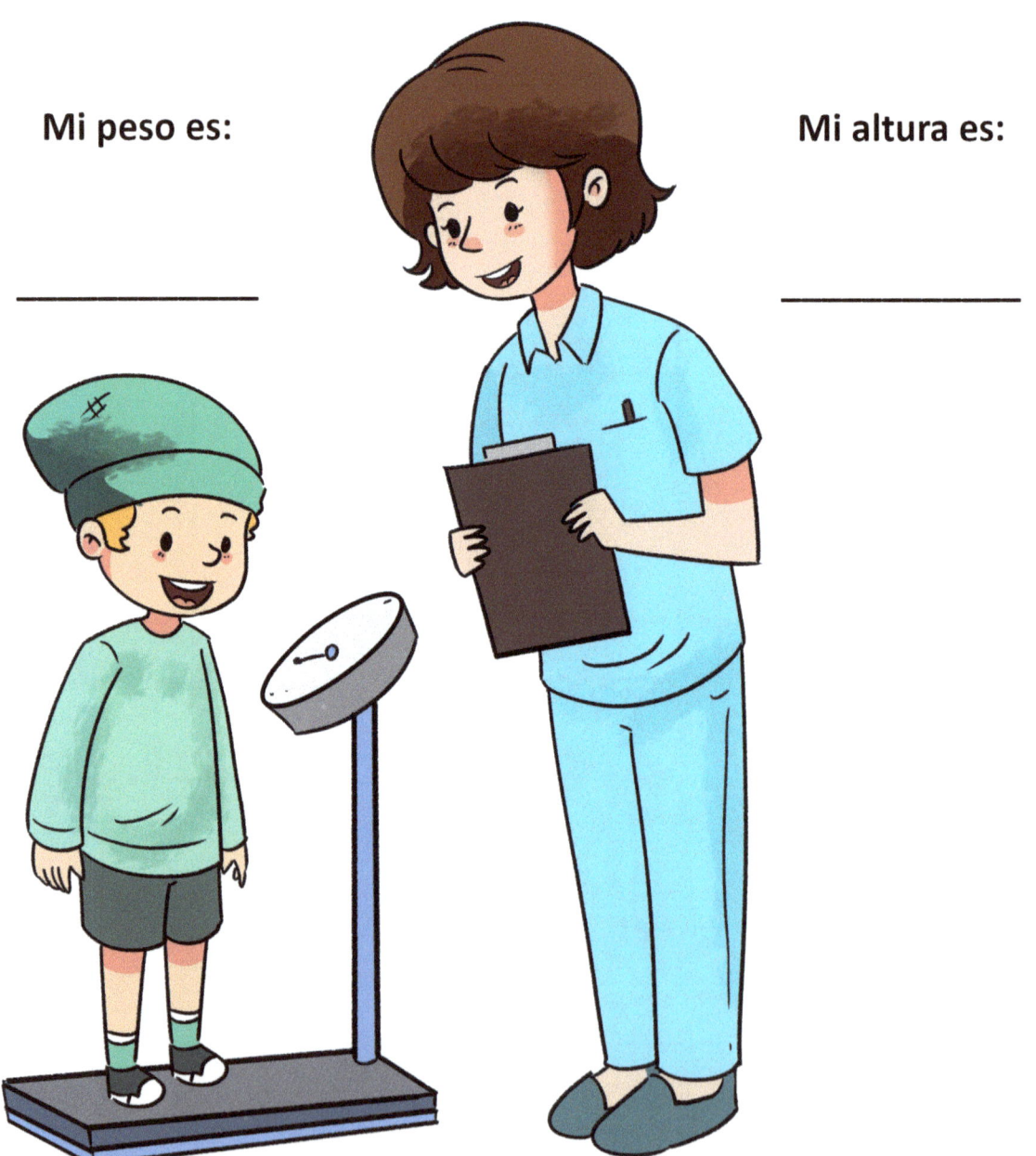

Te pondrán un manguito para medir la presión arterial en el brazo.

El manguito de presión arterial te dará un GRAN abrazo.

No olvides quedarte quieto mientras te examinan.

¿Estás listo?

Mi presión arterial es:

_____ / _____

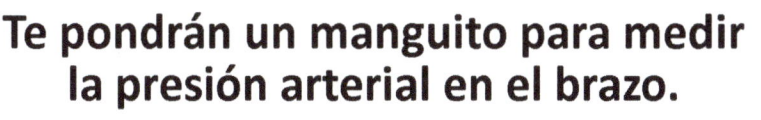

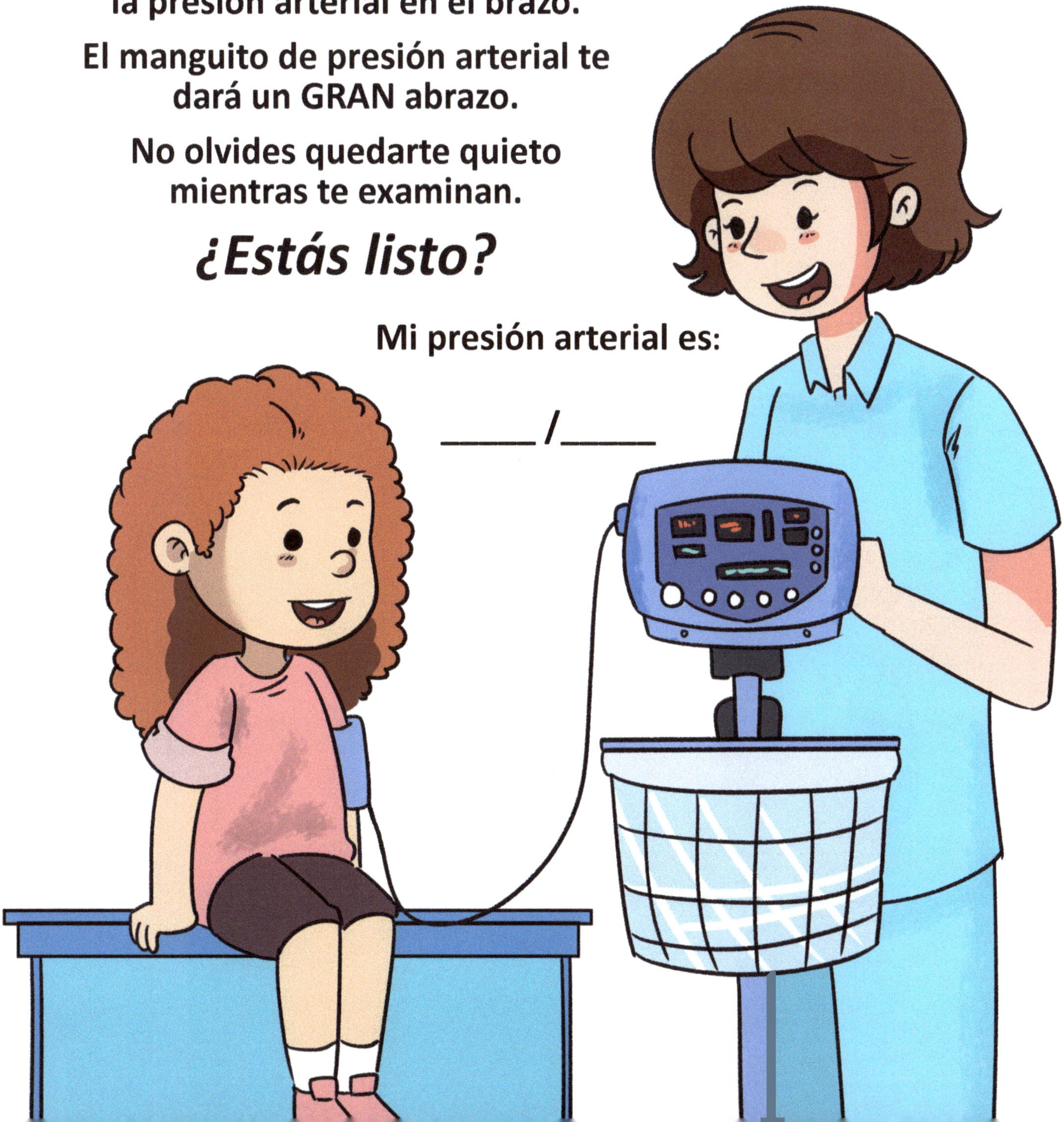

Tu enfermera también medirá tu ritmo cardíaco, tu respiración, el nivel de oxígeno en tu sangre y tu temperatura.

Mi ritmo cardíaco es: _____ / minuto

Mi respiración es: _____ / minuto

Mi nivel de oxígeno es: _____ %

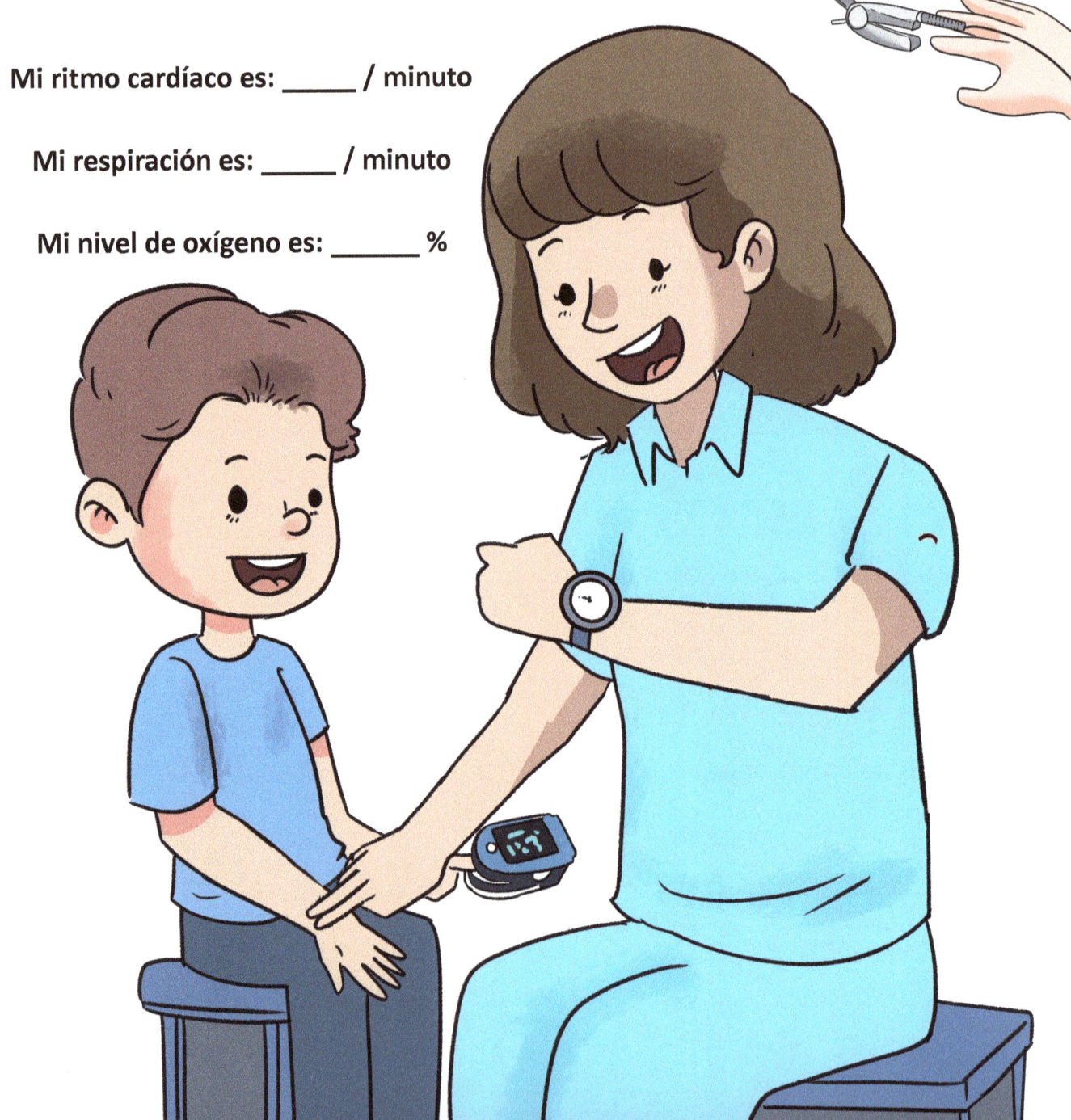

También pueden revisar tu vista y oído para asegurarse de que se mantengan saludables.

Mi temperatura es:

_____

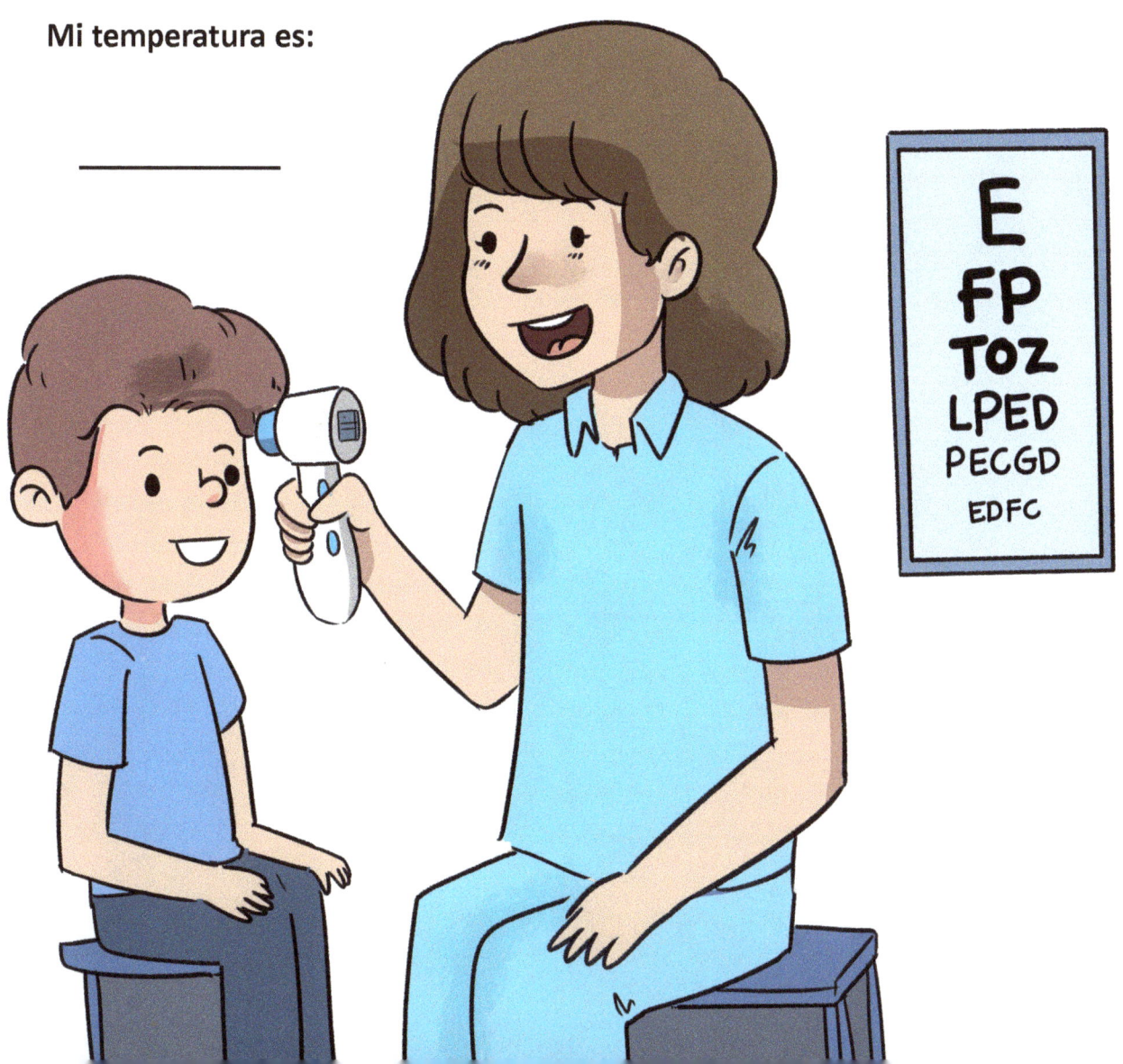

Vamos a ver la habitación que han preparado para ti.

¿Puedes encontrar lo siguiente en la habitación?

1) Una mesa de examen cubierta con un largo trozo de papel blanco para tu protección
2) Herramientas médicas especiales (linternas) en la pared
3) Un monitor de computadora
4) Un bote de basura   5) Una caja de guantes   6) Algunas sillas

¿Qué imágenes hay en las paredes de tu sala de examen?

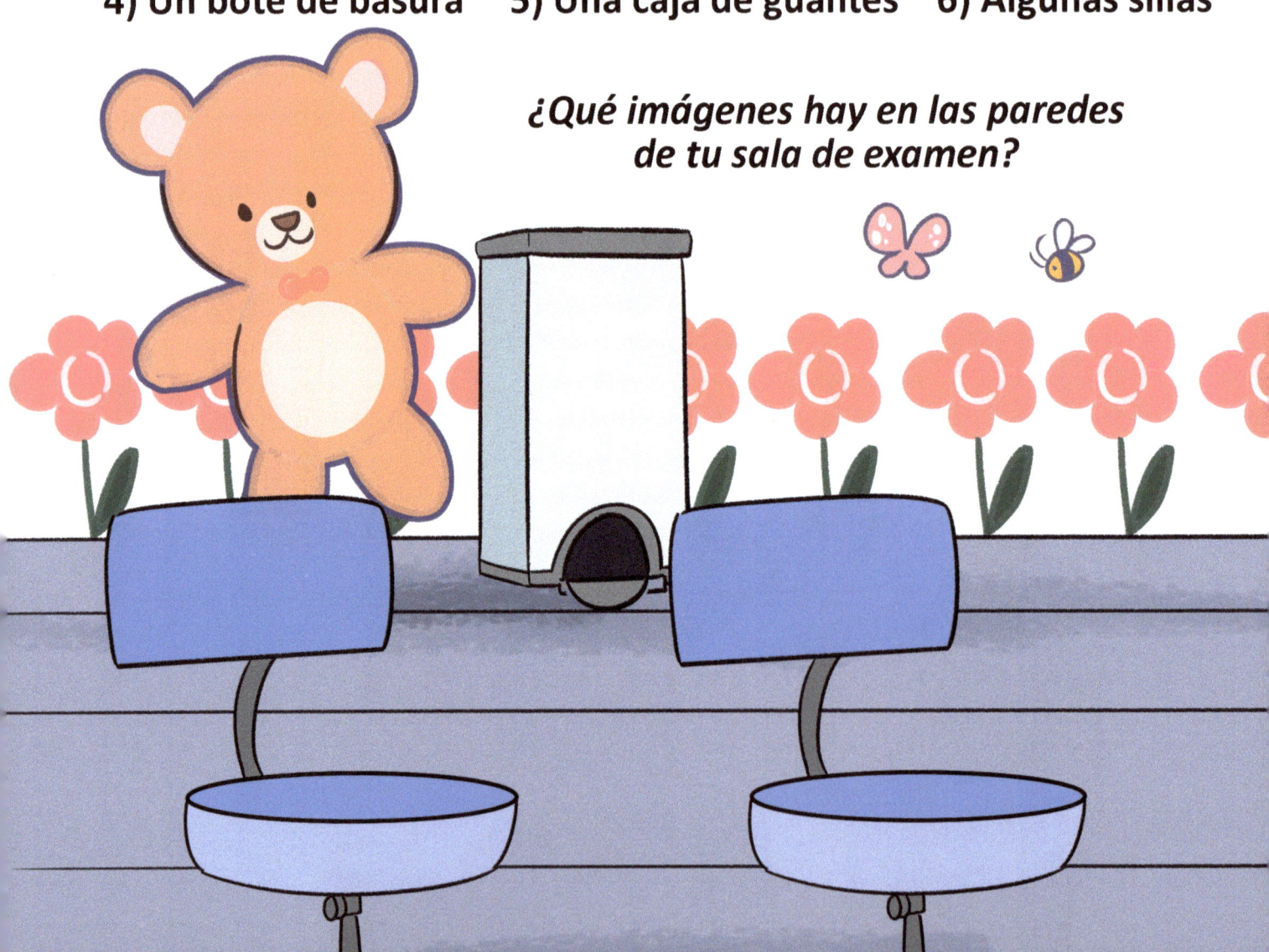

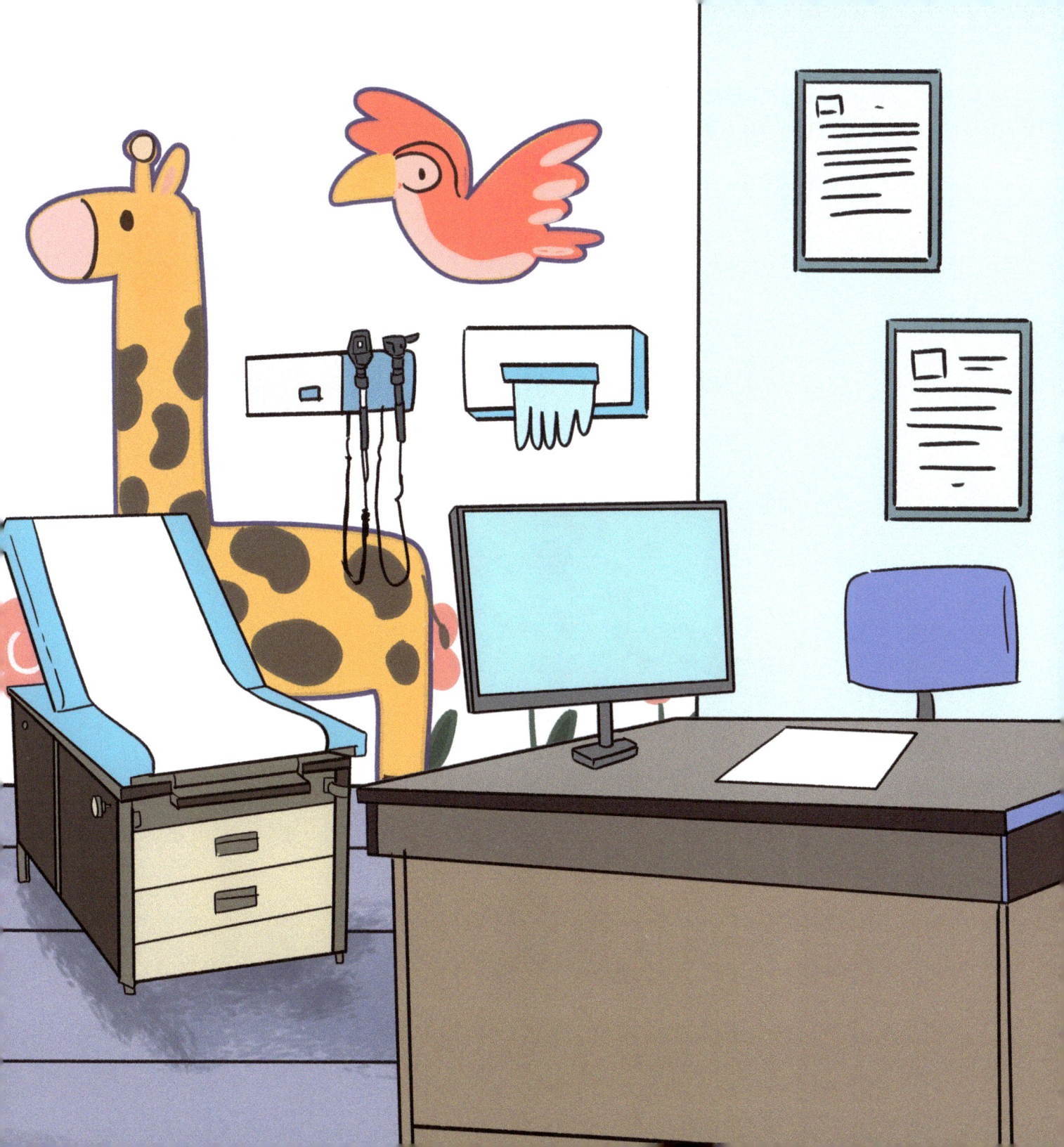

A veces, necesitarás ponerte una bata que parece una capa de superhéroe al revés.

No te preocupes, tu padre o tutor te ayudará.

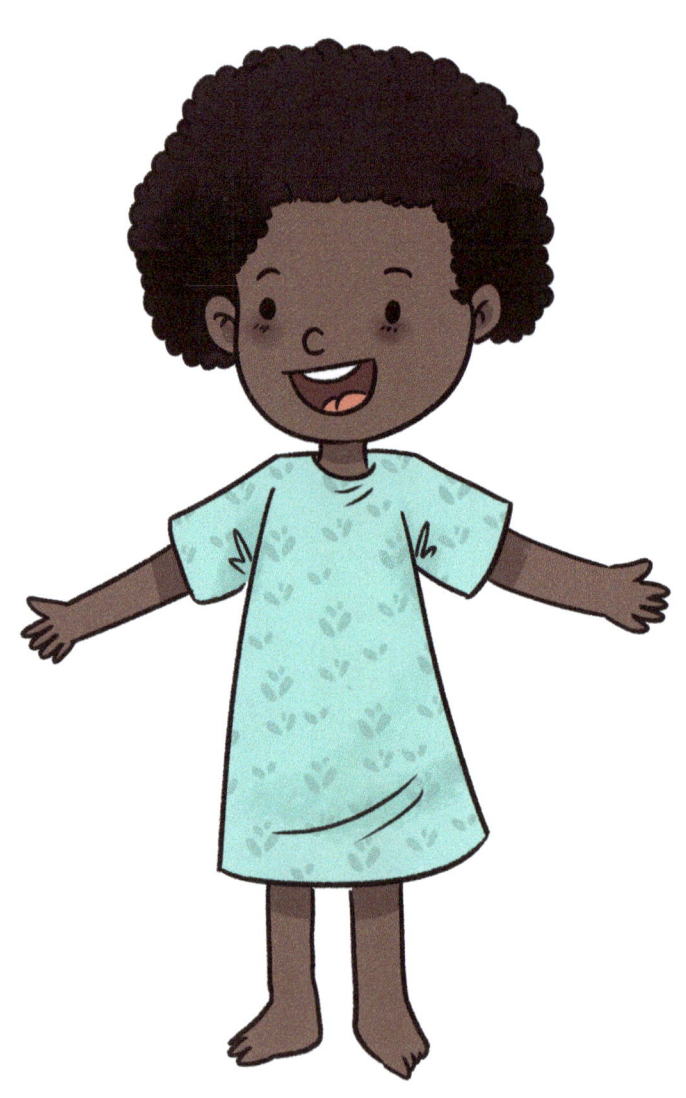

Pronto, verás a tu médico.
Tu médico es amable, atento y gentil.

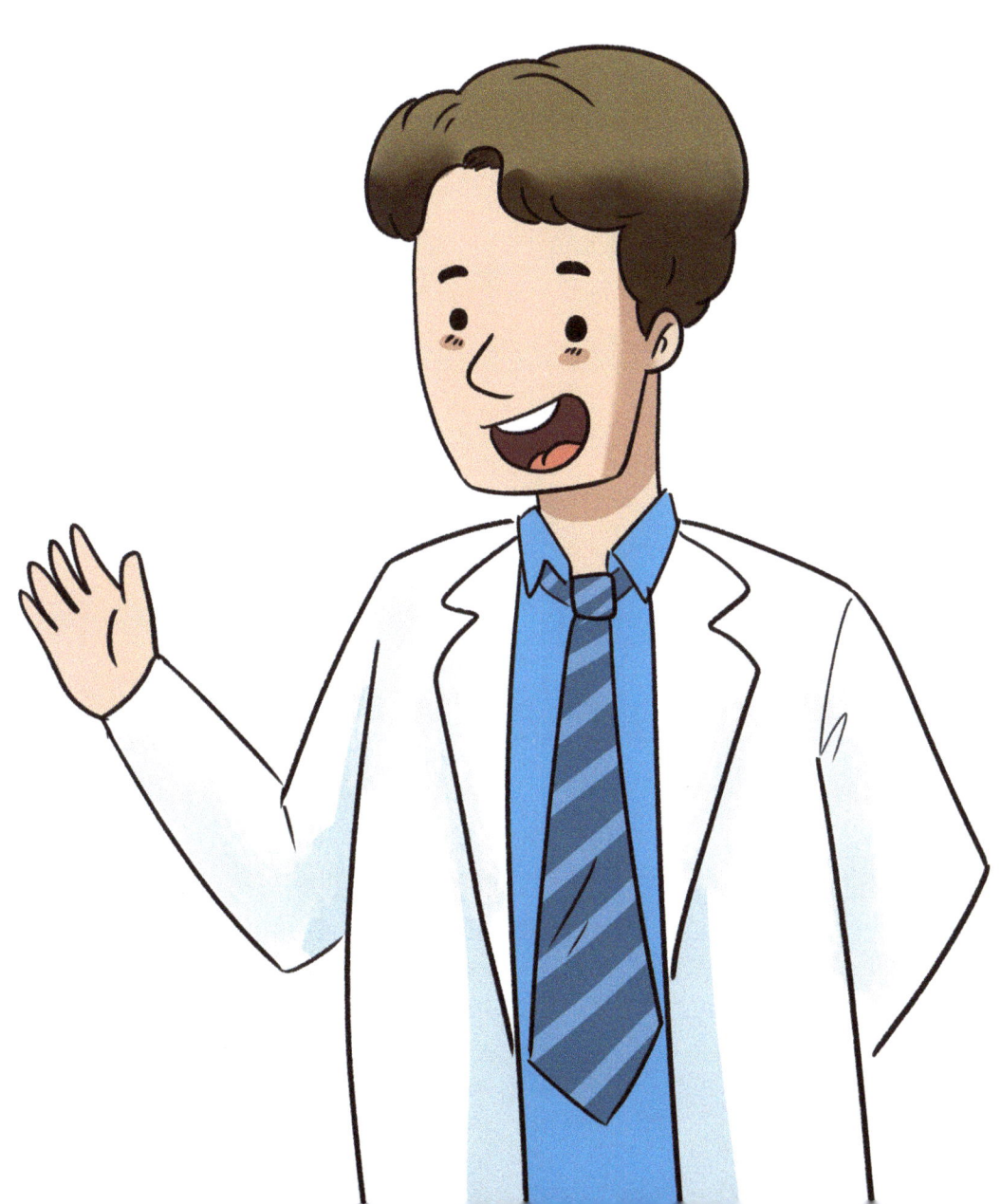

Tu padre o tutor hablará con el médico para contarle cómo has estado.

Si tienes preguntas para tu médico, no tengas miedo de preguntar.

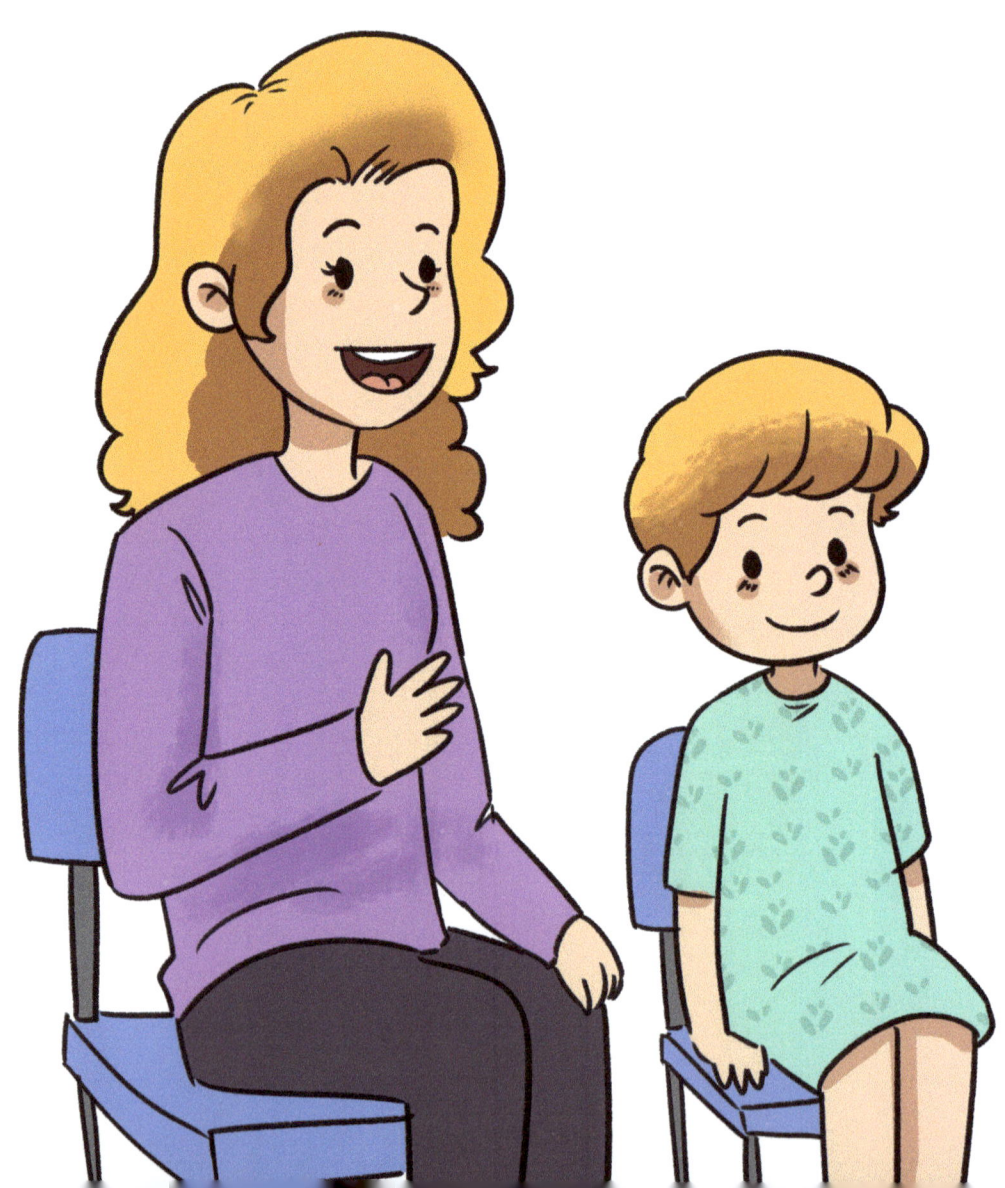

Escribe tus preguntas aquí.

_____

_____

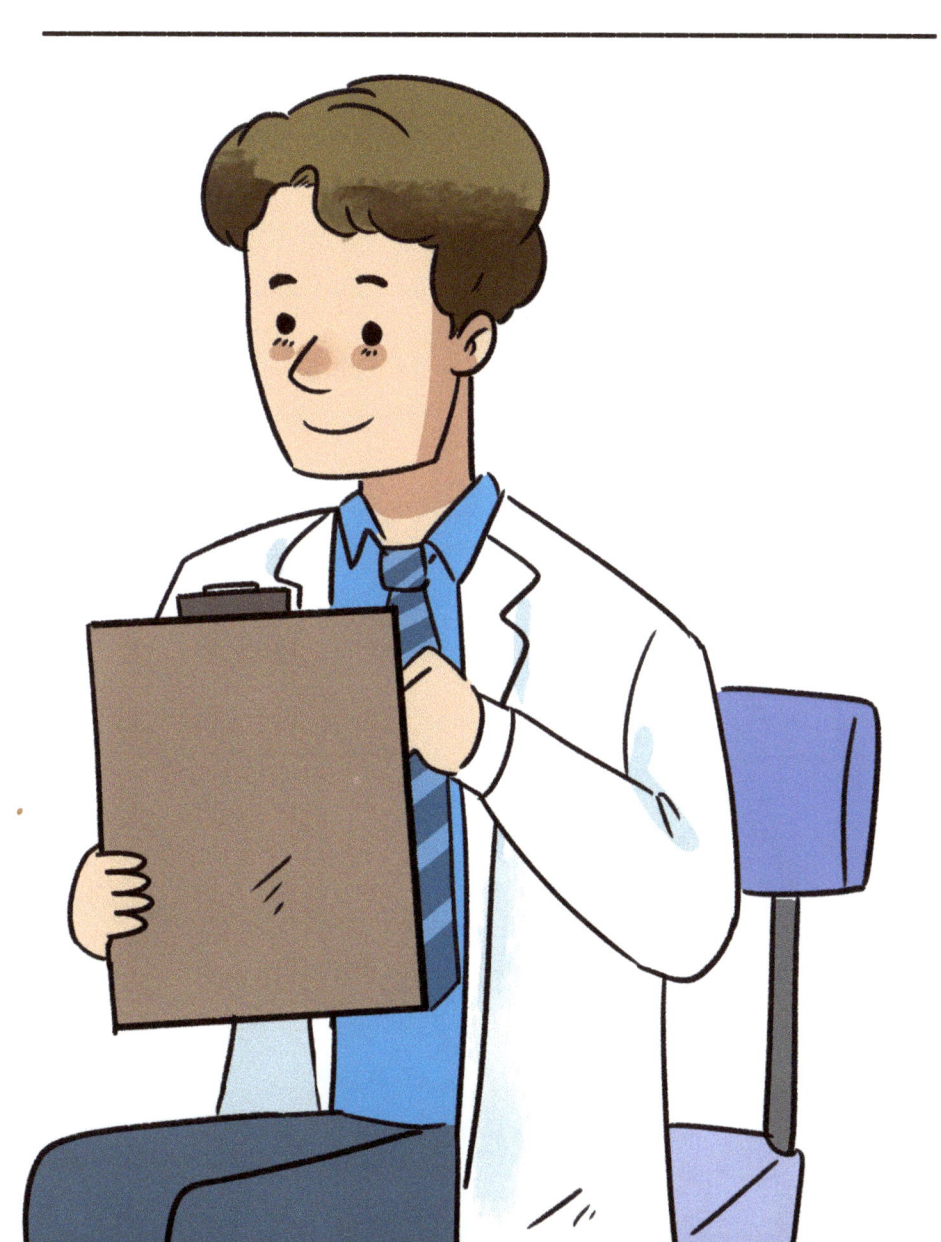

Tu médico escuchará tu corazón, pulmones y barriga con su estetoscopio. Puede sentirse un poco frío, pero no duele.

Si te gustaría escuchar, puedes pedirle a tu médico que te deje usar su estetoscopio.

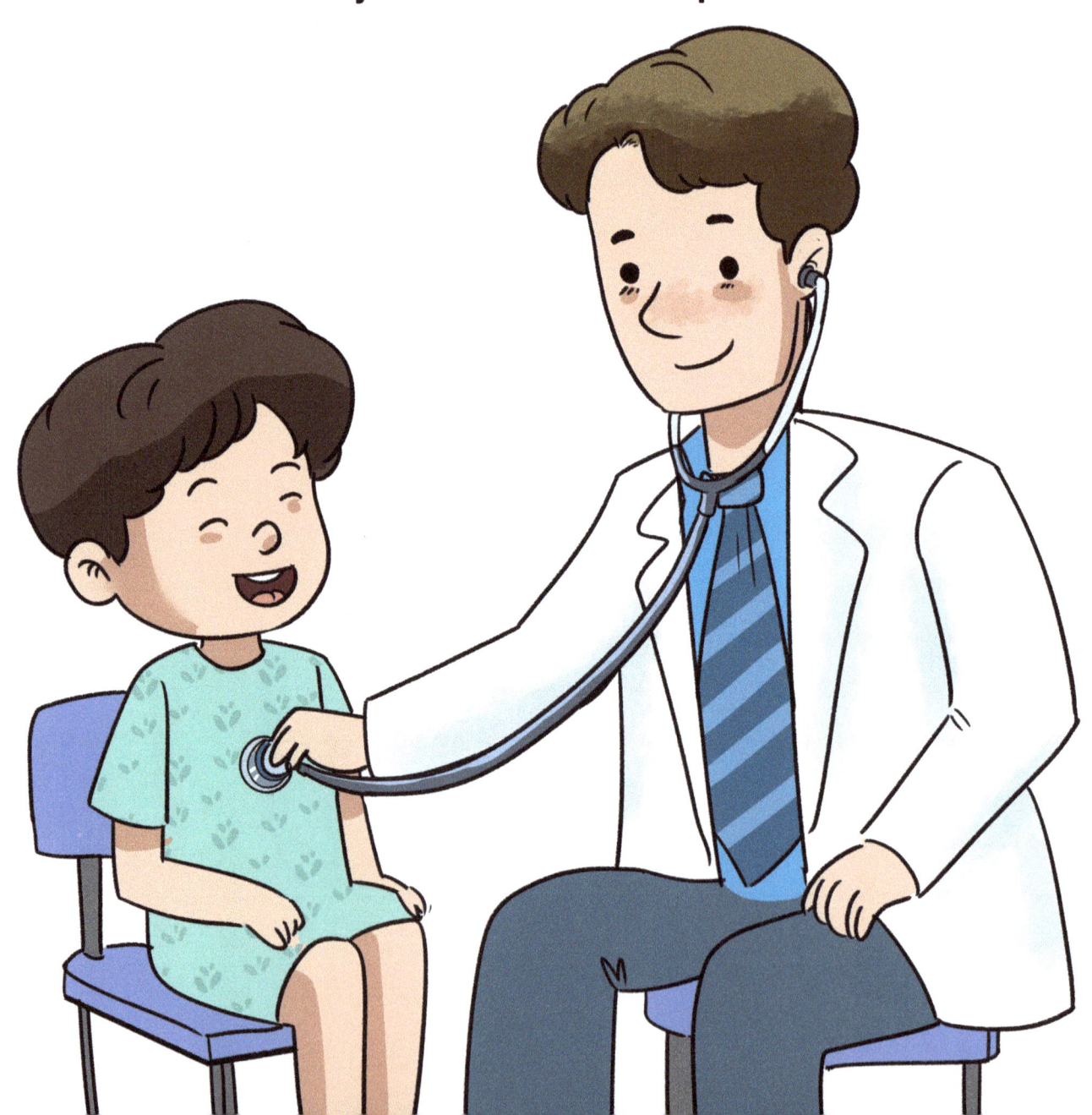

También revisarán tus ojos, oídos, nariz y boca con sus linternas especiales.

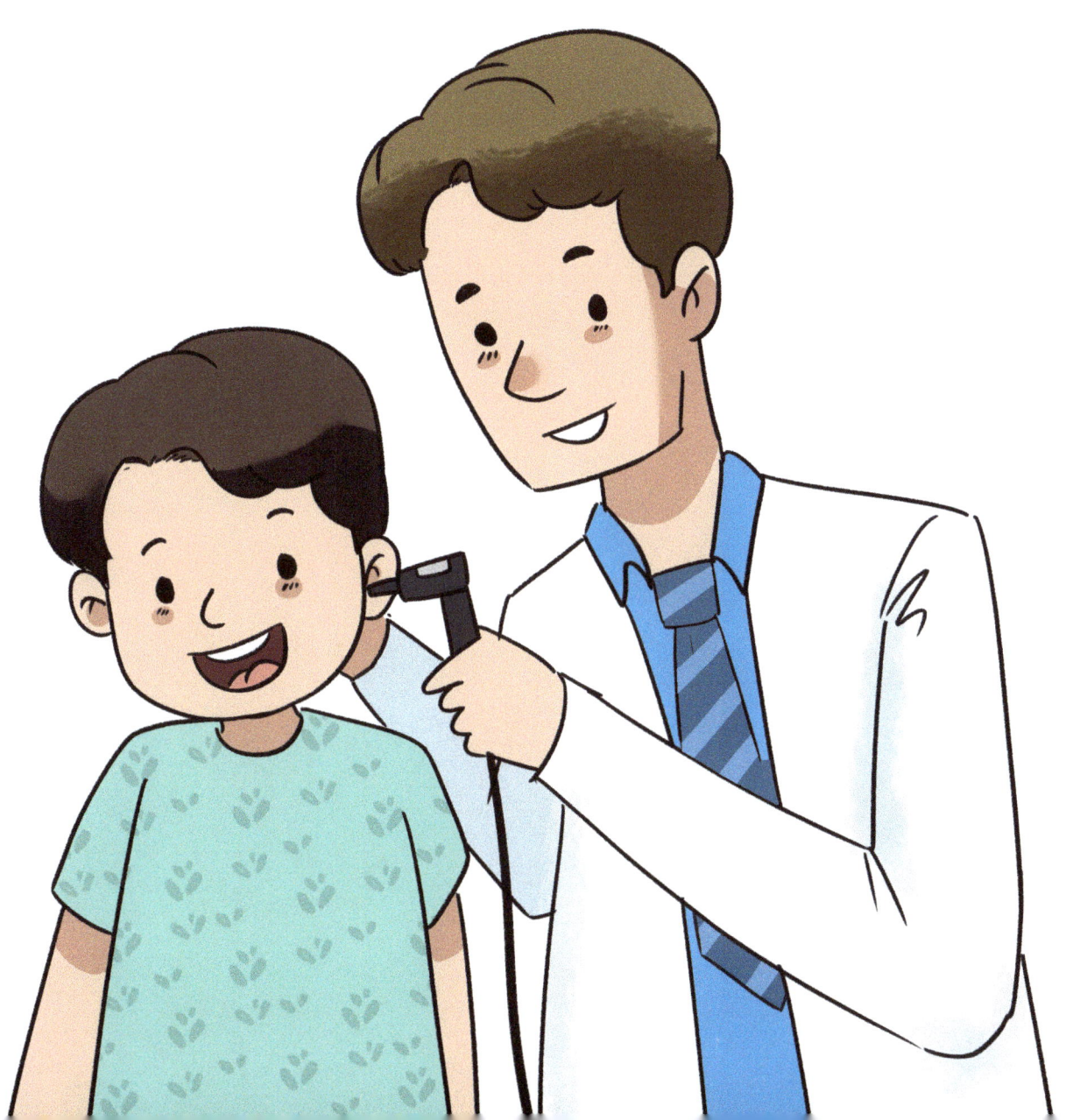

A veces, usarán un palito de madera que parece un palito de helado para presionar suavemente tu lengua.

¿Puedes decir "aaah" o rugir como un dinosaurio (o un oso) para dejar que tu médico mire dentro de tu boca?

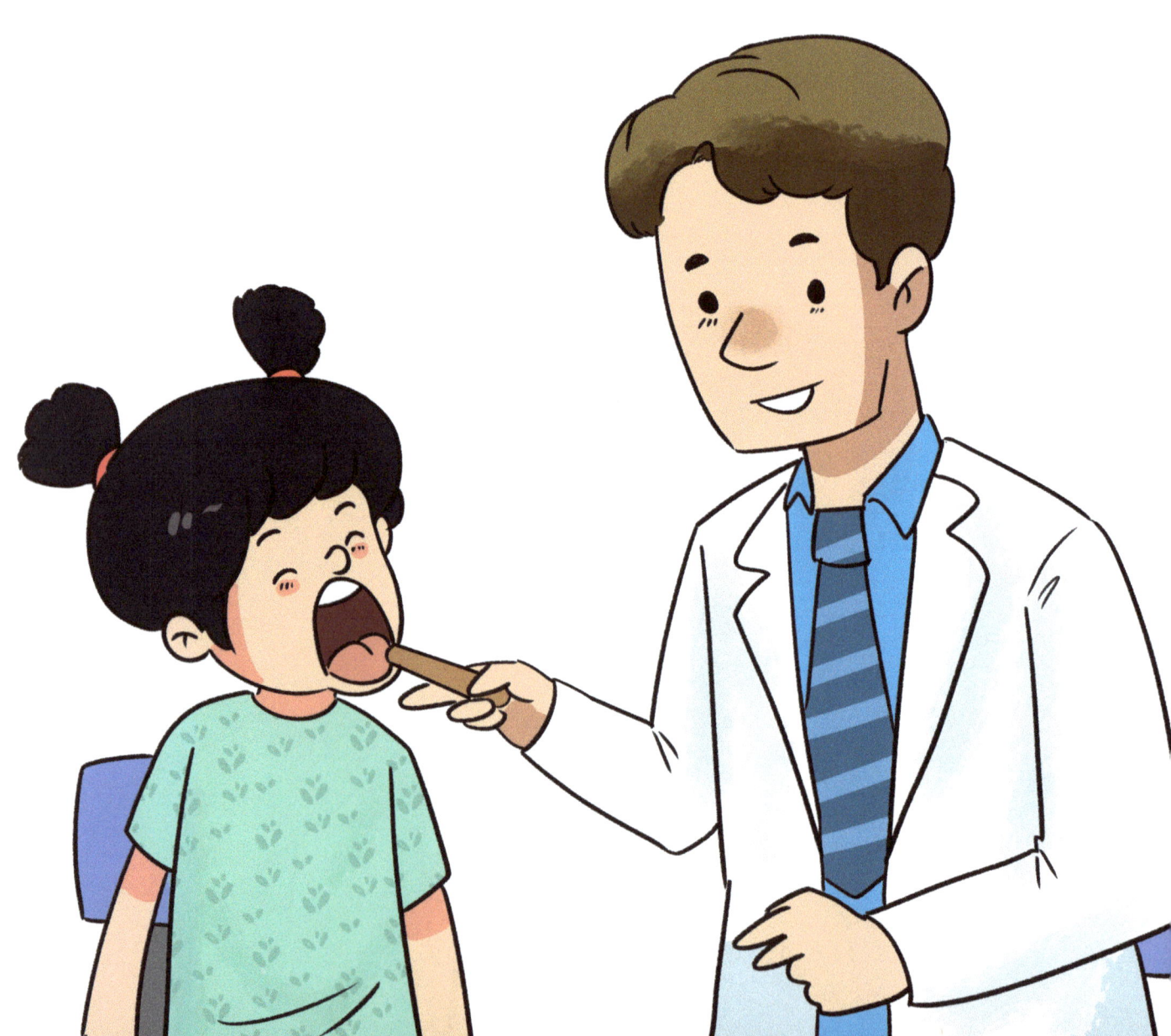

También pueden pedirte que toques tu nariz.

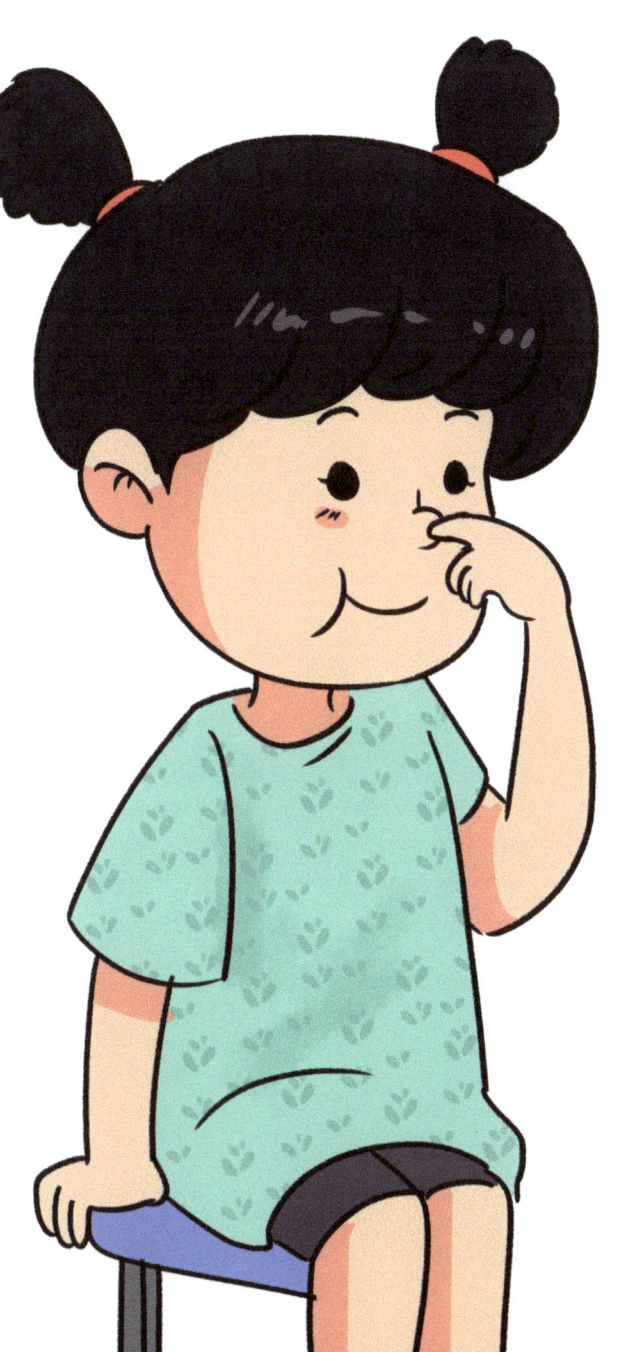

¿Puedes tocar tu nariz con el dedo índice izquierdo?

¿Qué tal con el dedo índice derecho?

¡Lo estás haciendo genial!

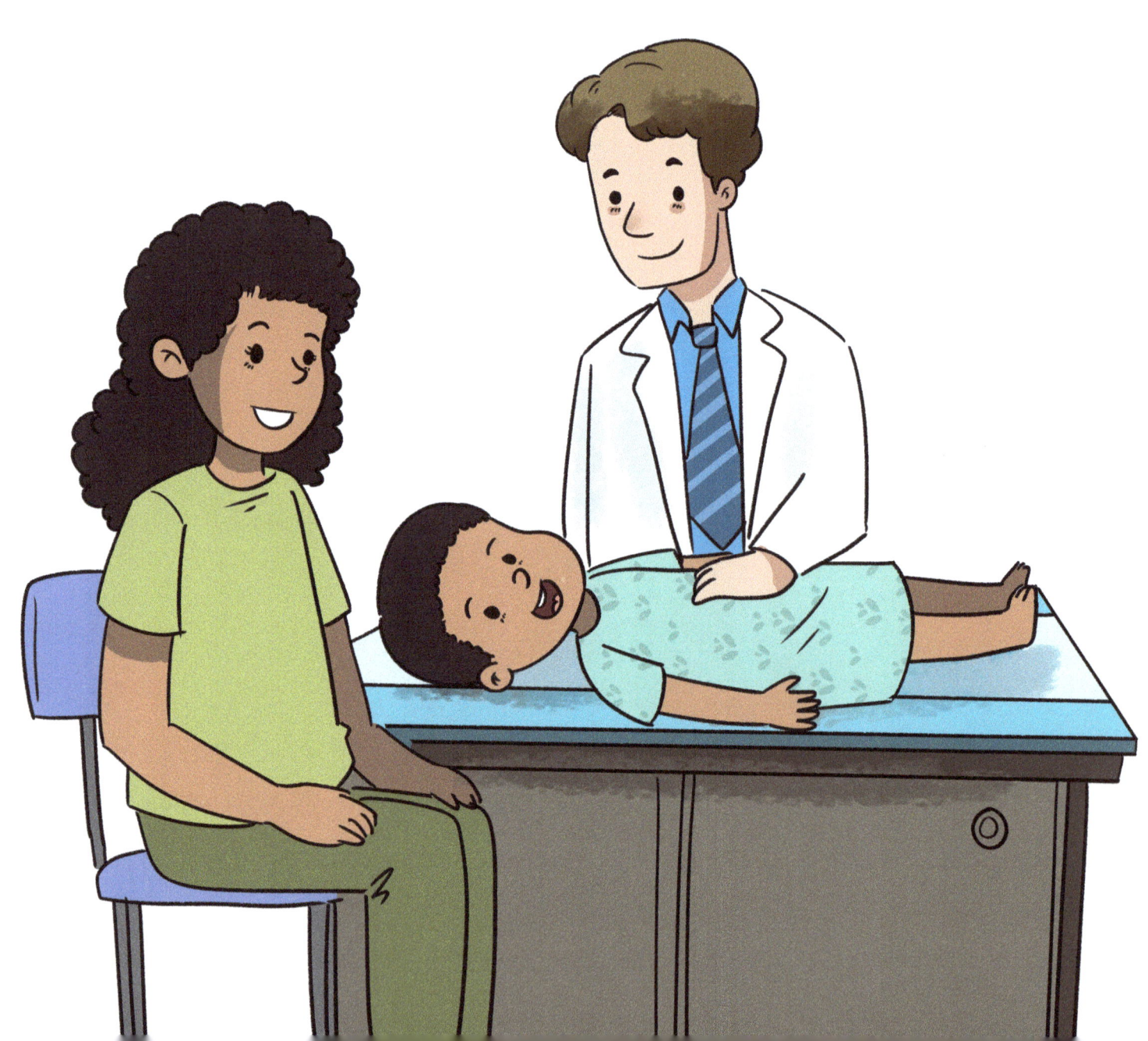

Tu médico puede presionar suavemente tu mentón, cuello y barriga para asegurarse de que tu cuerpo por dentro esté creciendo sano.

También pueden revisar la parte inferior de tus pies.

No te preocupes, tu mamá, papá o tutor estará contigo todo el tiempo para asegurarse de que te sientas seguro.

Si algo te molesta, díselo a tu médico.

Algunos niños se ponen cosquillosos cuando el médico les examina el cuerpo.

¿Eres cosquilloso?

Encierra en un círculo tu respuesta: Sí   o   No

¿Quién se mueve más cuando le hacen cosquillas, tú o un gusano?

¿Crees que puedes quedarte quieto un rato?

Tal vez puedas intentar doblar las rodillas para ver si eso ayuda.

Tu médico también puede revisar tus reflejos (qué tan rápido reaccionas sin pensarlo) **golpeando suavemente debajo de tus rodillas y en tus brazos con un martillo de reflejos hecho de goma.**

Relaja tu cuerpo y deja que el martillo de reflejos haga su trabajo.

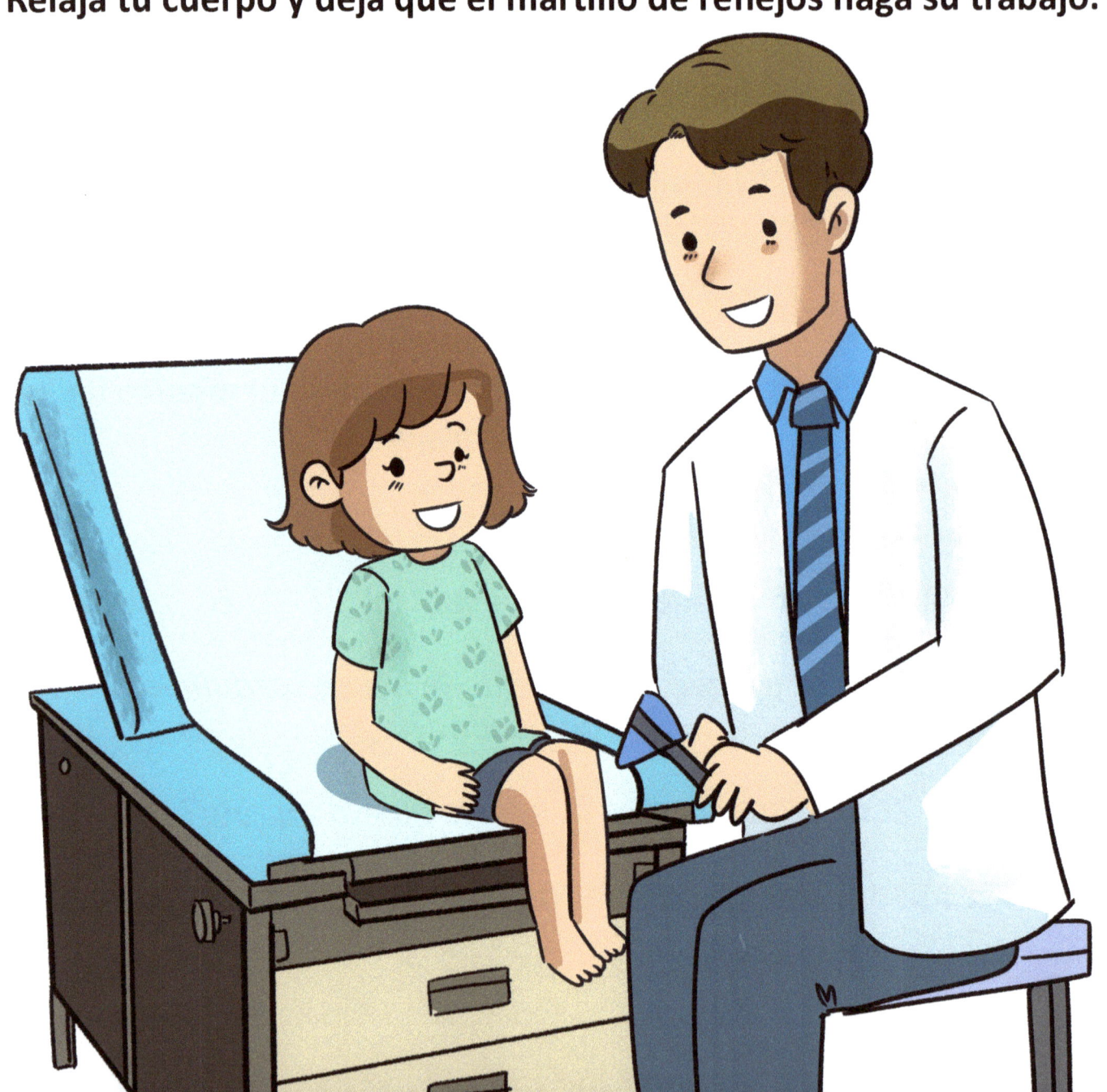

¿Sabes qué pasa cuando el martillo de reflejos golpea suavemente tus rodillas?

¿Cómo te hizo sentir?

¿Te hizo reír?

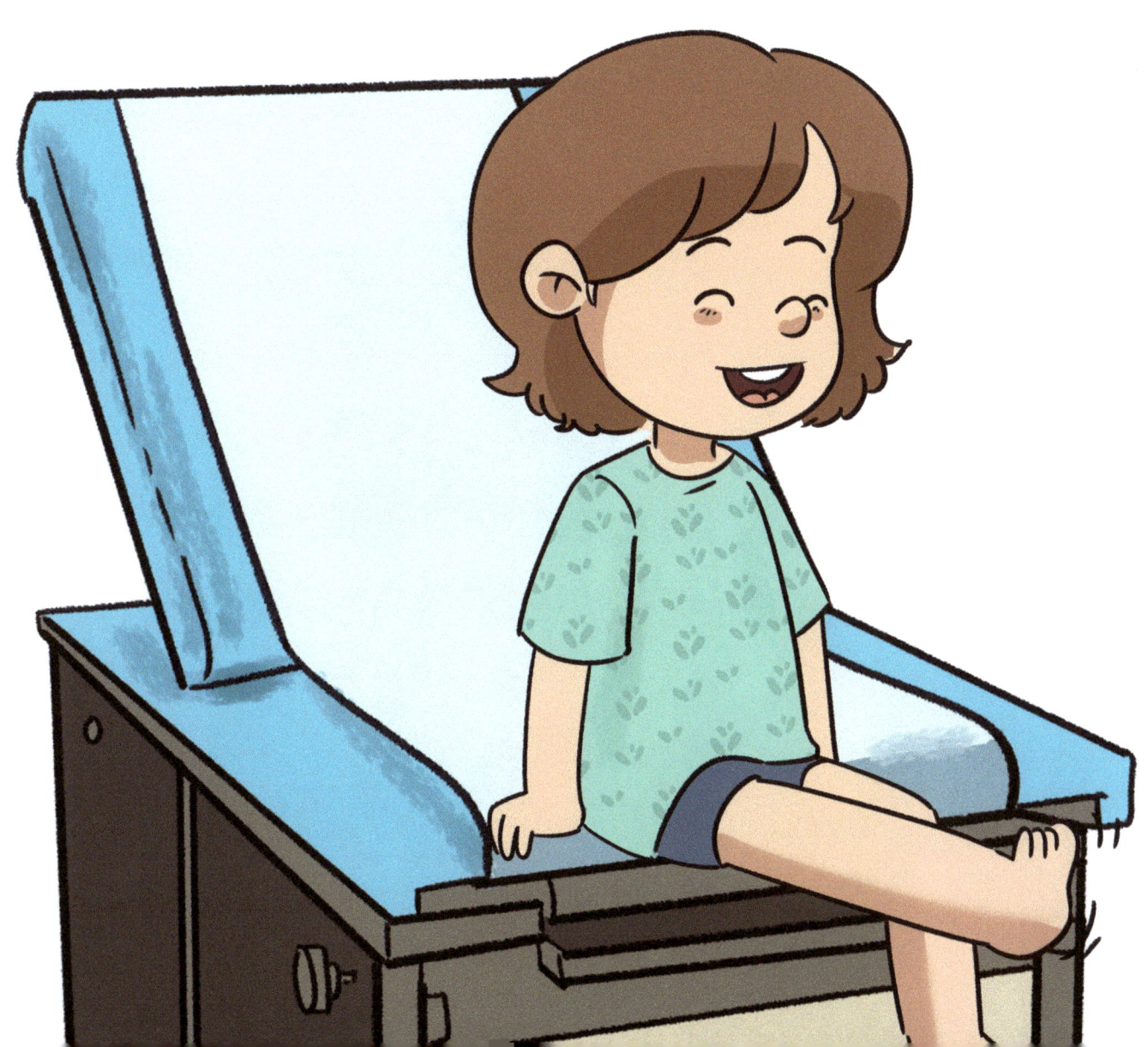

Tu médico puede revisar tu columna y tus articulaciones como hombros, codos, muñecas, caderas, rodillas y tobillos.

También pueden revisar tus partes privadas para asegurarse de que también estén creciendo sanas.

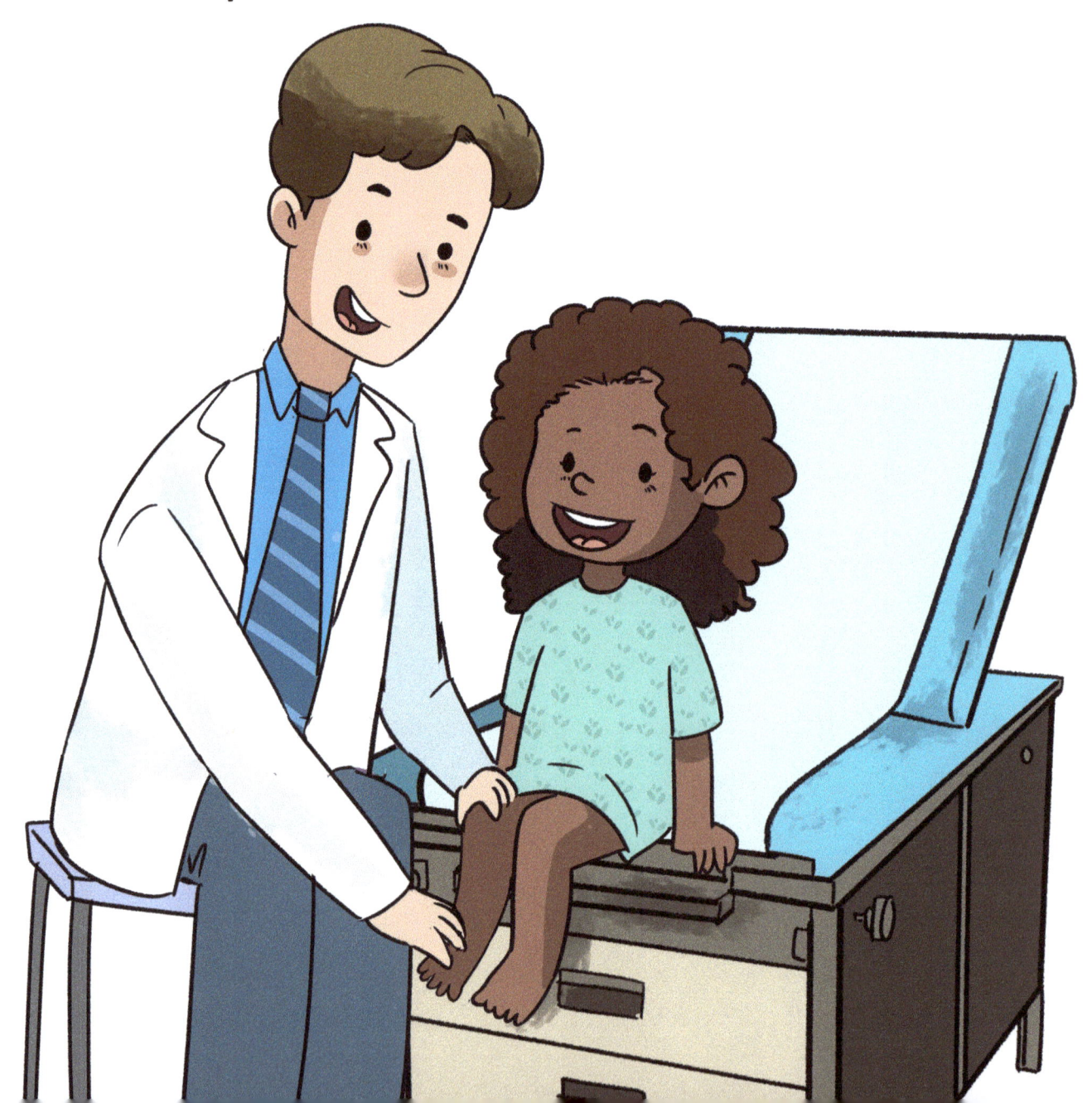

No te preocupes, tu mamá, papá o tutor estará contigo todo el tiempo para asegurarse de que te sientas segura.

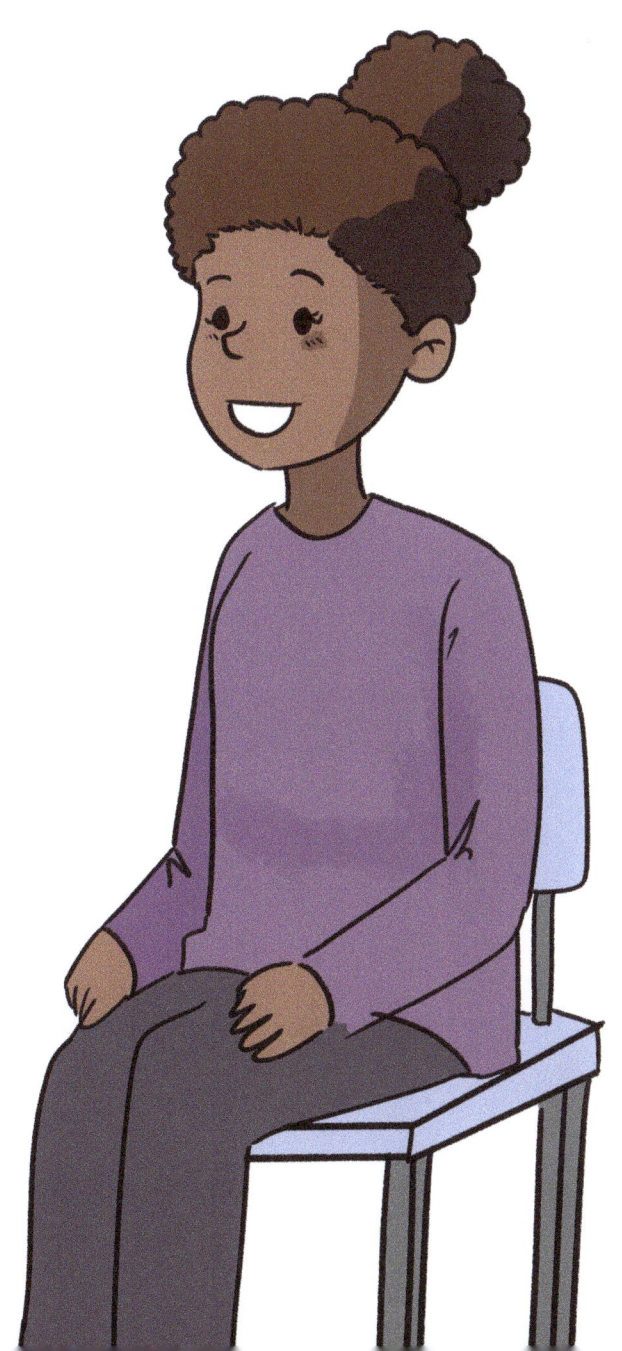

Después de que el médico te revise de pies a cabeza y te diga que todo está bien, tu aventura en el consultorio casi habrá terminado.

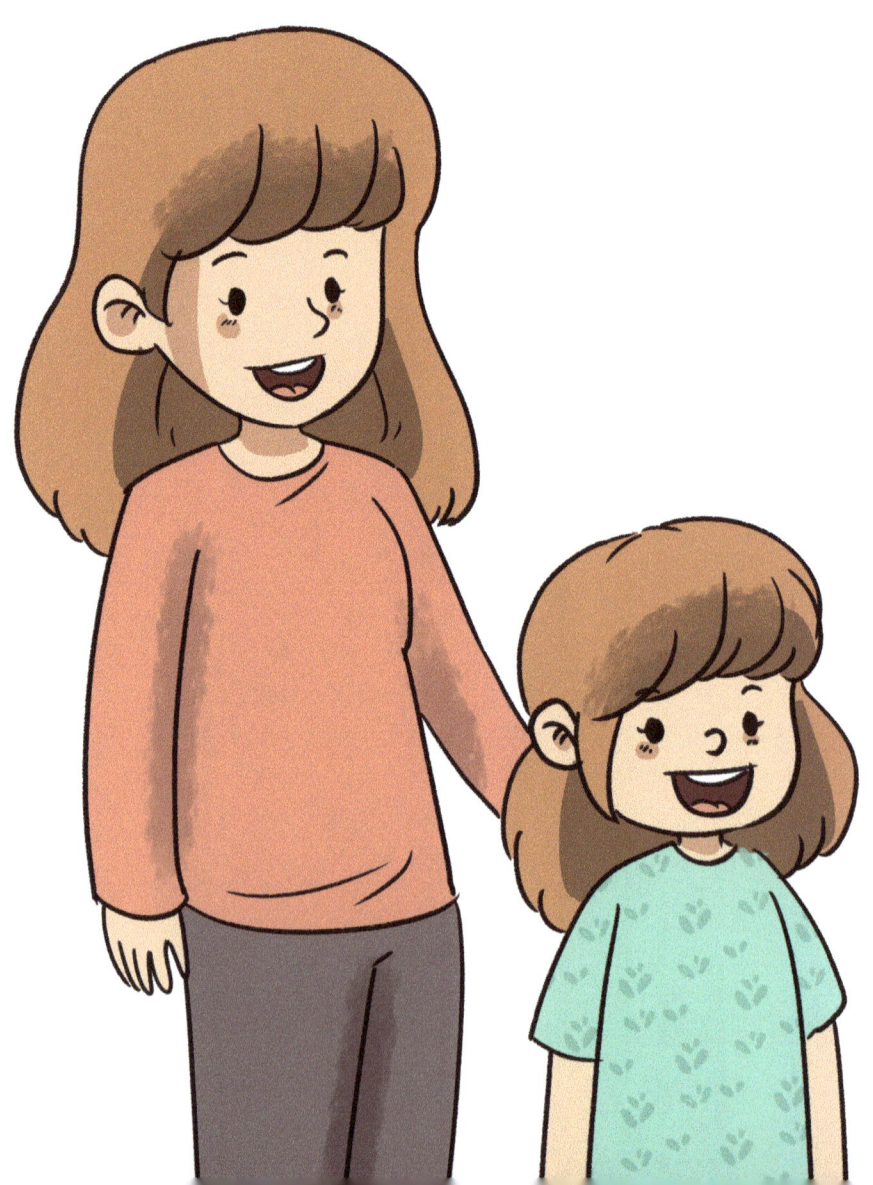

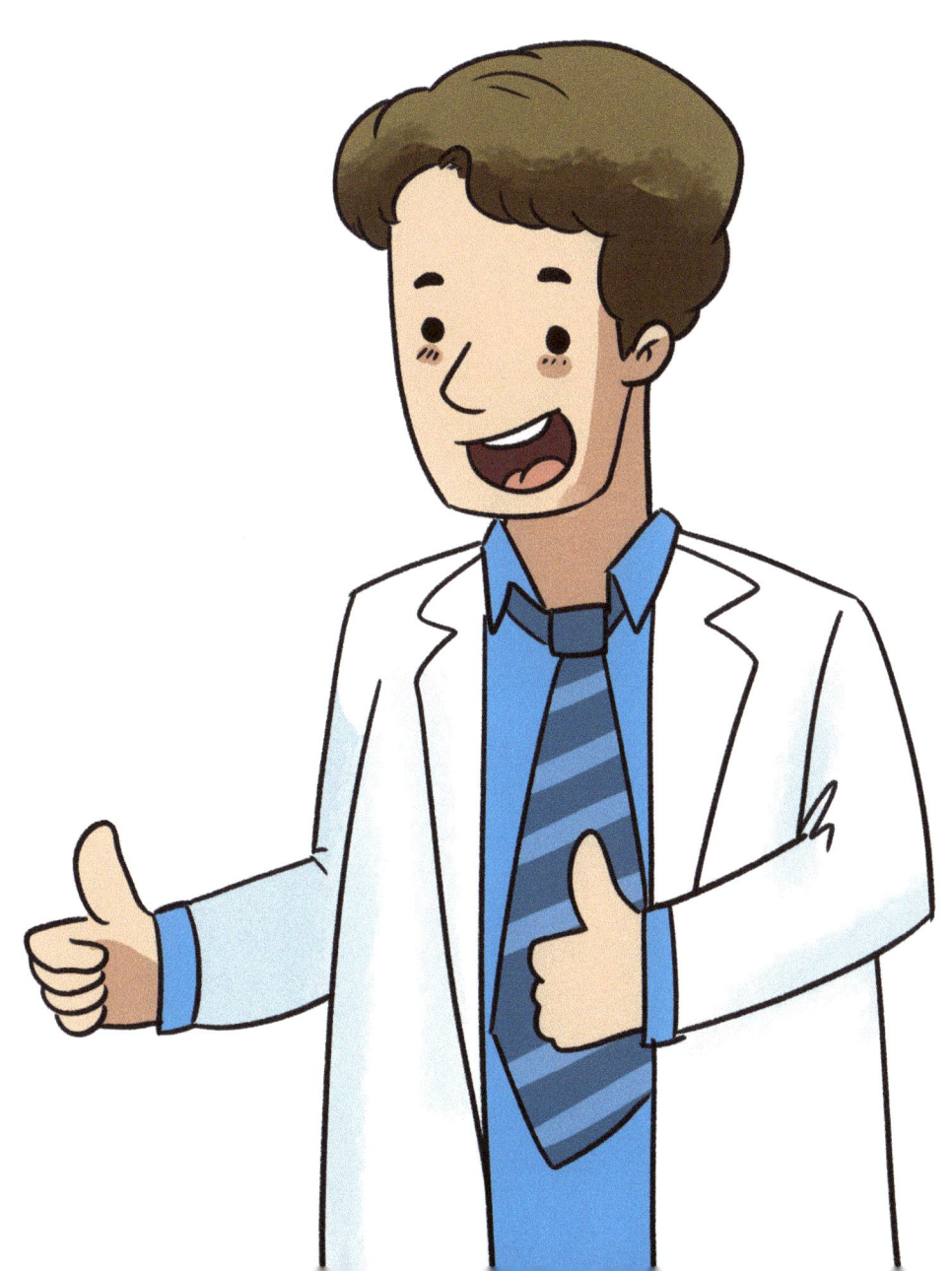

**A veces, necesitarás recibir una inyección.
Se siente como un pequeño pinchazo rápido.**

Respira profundamente.

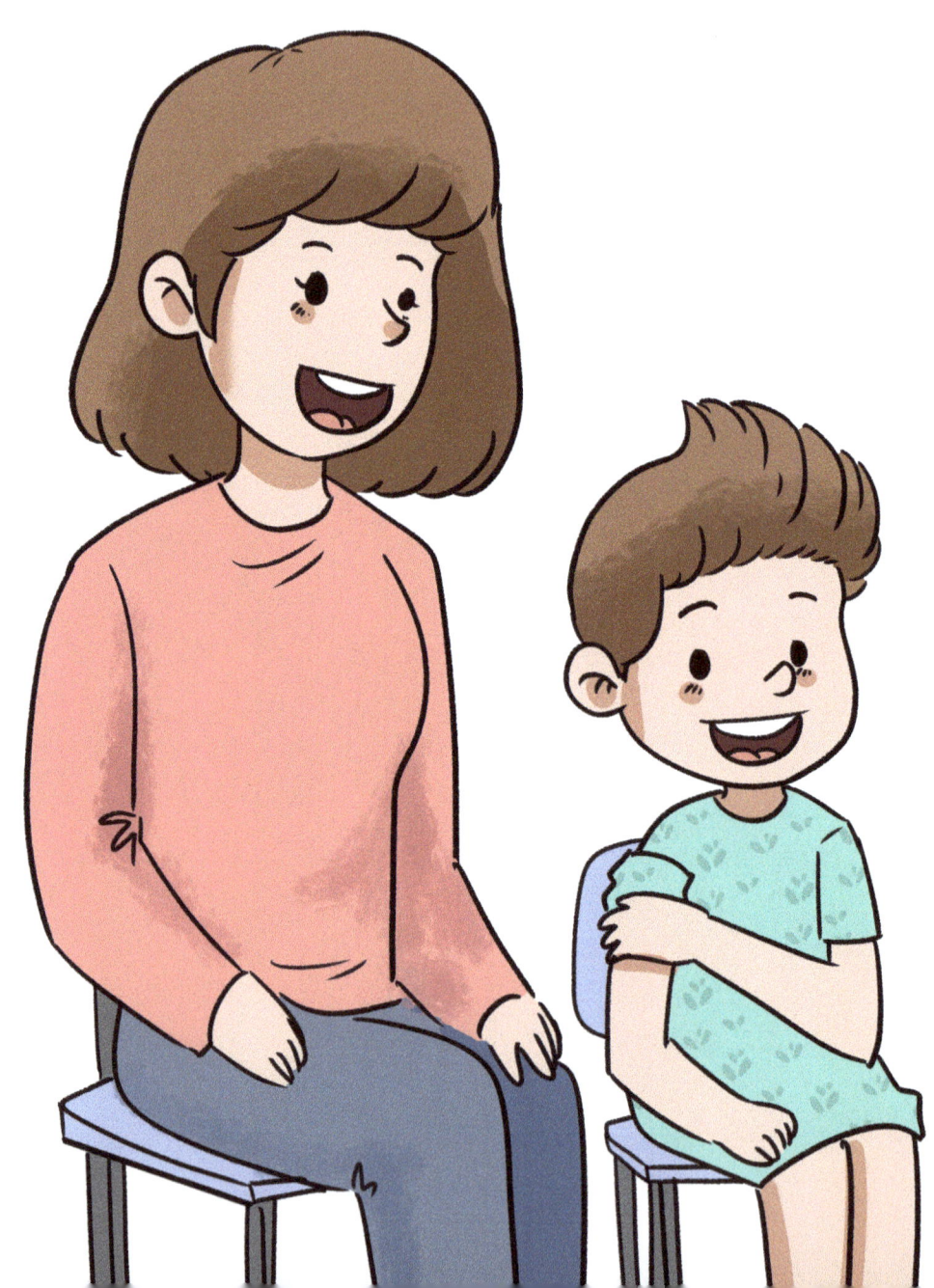

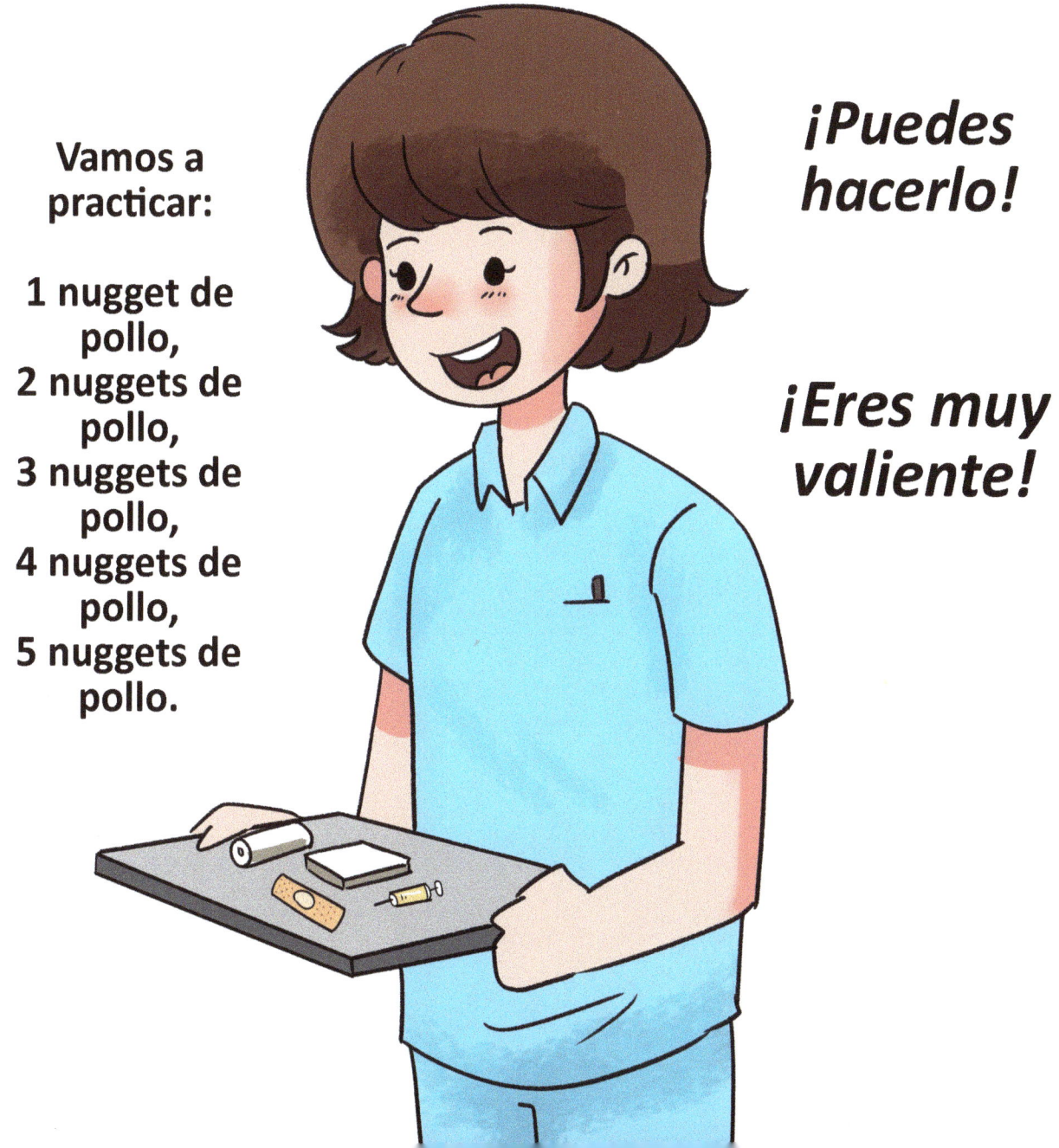

Antes de terminar de contar hasta 5 nuggets de pollo (o reemplázalo con tu comida favorita), ¡la inyección ya estará terminada!

Vamos a practicar:

1 nugget de pollo,
2 nuggets de pollo,
3 nuggets de pollo,
4 nuggets de pollo,
5 nuggets de pollo.

¡Puedes hacerlo!

¡Eres muy valiente!

¿Qué harás después de tu visita al médico?

¿Una fiesta? ¿Una celebración?

¿Cuál es tu forma favorita de celebrar?

Dibuja o escribe tu plan de fiesta aquí.

¡Lo lograste! ¡Excelente trabajo!

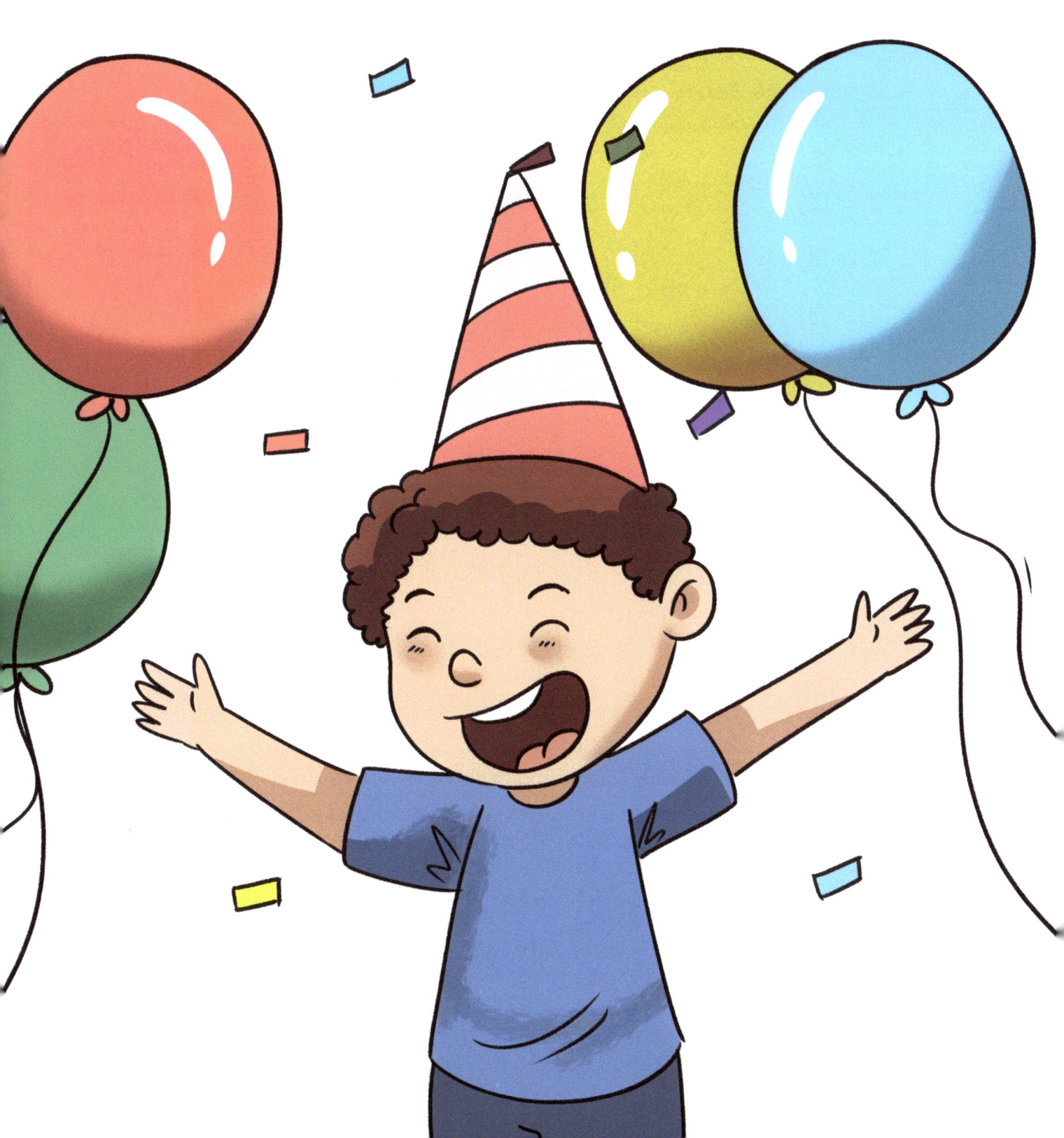

¿Este libro ilustrado ayudó de alguna manera a tu hijo(a)?
Si es así. ¡Cuéntame sobre su experiencia!

www.amazon.com/gp/product-review/B0FGGKFC7Z

Para otros títulos de libros, puedes visitar:

www.fzwbooks.com

Conectar con el autor

Correo electrónico: books@fzwbooks.com
facebook/instagram: @FZWbooks

Aviso Legal

Por favor, ten en cuenta que las ilustraciones no están dibujadas a escala.

Este libro está escrito con fines informativos, educativos y de crecimiento personal, y no debe ser utilizado como sustituto de las recomendaciones médicas.

Por favor, consulta al médico de tu hijo si necesitan atención médica y para asegurarte de que la información en este libro se relaciona con la condición médica y las necesidades de tu hijo. No puedo garantizar que lo que experimente tu hijo sea exactamente lo que se discute en este libro.

El autor y el editor no son responsables, directa o indirectamente, de ningún daño, pérdida monetaria o reparación debido a la información en este libro. Al leer este libro, los lectores acuerdan no responsabilizar al autor, al editor y al traductor por ninguna pérdida como resultado de errores, inexactitudes u omisiones en este libro.

Por favor, ten en cuenta que la experiencia de tu hijo depende del lugar, la instalación, su condición médica y el equipo de atención médica.
Utiliza este libro junto con las recomendaciones del médico de tu hijo. Gracias.

¡Disponible Ahora!

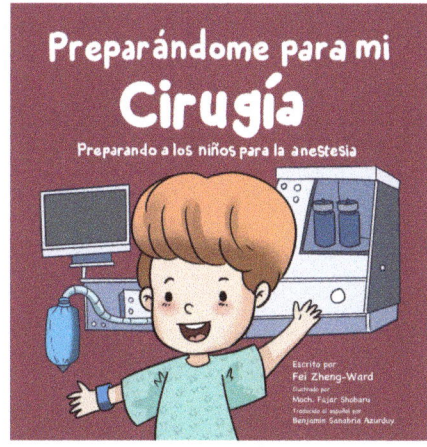
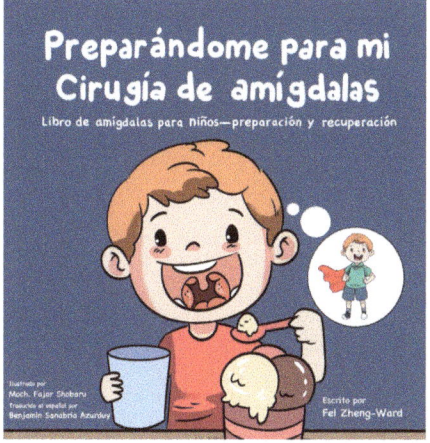
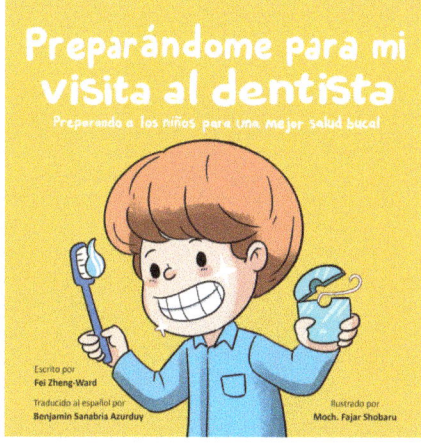
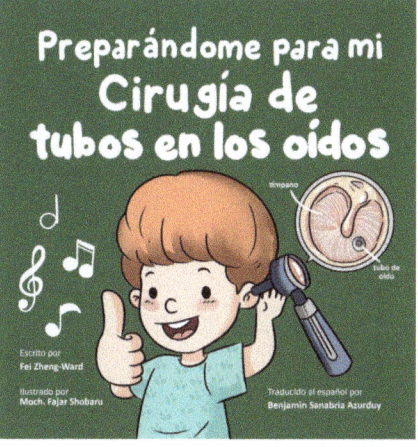
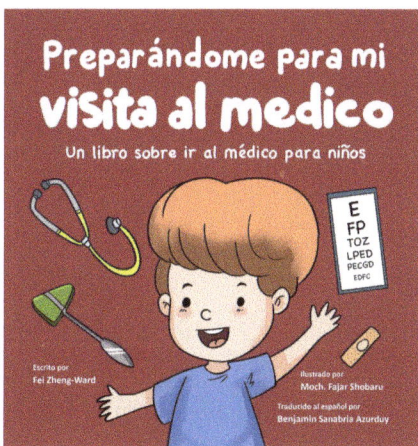
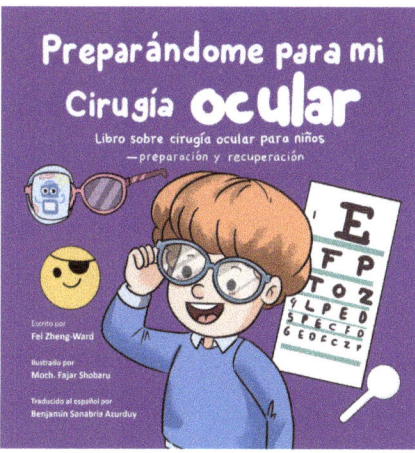
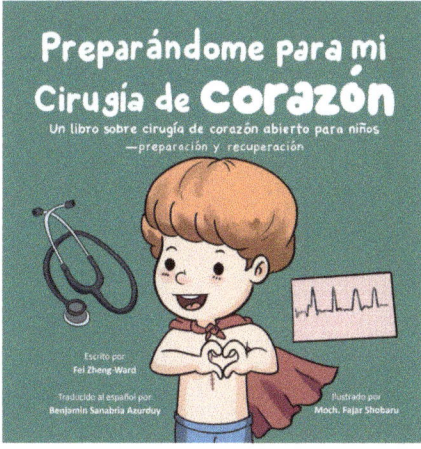
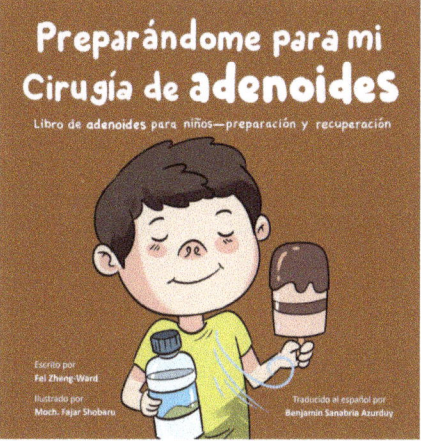
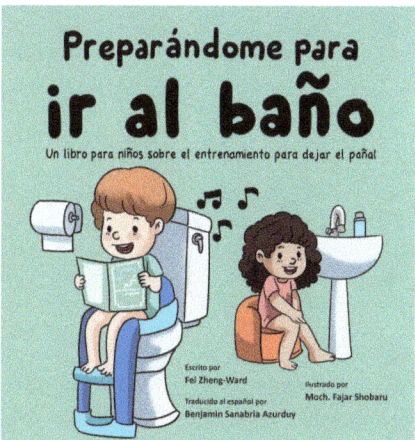

www.ingramcontent.com/pod-product-compliance
Lightning Source LLC
Chambersburg PA
CBHW040001040426
42337CB00032B/5187